La dieta

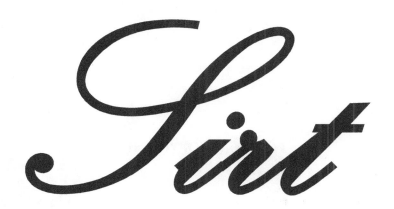

**La guida definitiva per l'attivazione del tuo gene magro.
Include semplici e deliziose ricette e un pratico piano alimentare per 21
giorni.**

Stephanie Adkins

COPYRIGHT

CHI E' STEPHANIE ADKINS

Nata a Los Angeles e cresciuta nel Michigan, Stephanie Adkins è un'esperta in nutrizione e cucina. È una personal trainer certificata e per oltre un decennio, ha aiutato centinaia di clienti a rimettersi in forma attraverso piani personalizzati in base alle proprie esigenze di salute.

Vive con suo marito e due splendidi cani.

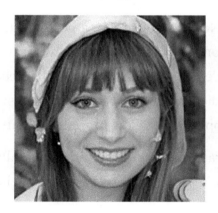

PREFAZIONE

Ogni anno, centinaia di milioni di persone nel mondo si mettono a dieta e meno dell'1% avrà una significativa perdita di peso. Tantissime diete non solo non riescono a fare la differenza nel medio-lungo termine, ma non riescono neppure ad arginare la costante ondata di malattie croniche che ha travolto la società moderna.

Nonostante l'età media sia notevolmente aumentata ciò non significa che viviamo più sani: la quantità di tempo che un individuo trascorre in cattiva salute durante la sua vita è raddoppiata dal 20% al 40% per cento in soli dieci anni. Ciò significa che ognuno di noi sta spendendo l'equivalente di 32 anni della propria vita in cattive condizioni di salute!

Dai un'occhiata alle statistiche. Negli Stati Uniti, una persona su dieci ha il diabete. E, a un certo punto della loro vita, a due persone su cinque verrà diagnosticato un cancro. Se vedi tre donne di età superiore ai cinquant'anni, c'è una significativa possibilità che una di loro abbia una frattura osteoporotica. E - nel tempo medio che ti serve per leggere una singola pagina di questo libro - un nuovo caso di Alzheimer si svilupperà e qualcuno morirà di malattie cardiache.

Questi rischi possono essere drasticamente diminuiti grazie alla dieta Sirt: un nuovo, facile e rivoluzionario metodo per mangiare sano per perdere peso e migliorare la propria salute.

Quali sono i cibi Sirt?

Quando riduciamo l'assunzione delle calorie, si provoca nel nostro organismo un deficit energetico che stimola il cosiddetto "gene magro". Questo, a sua volta, provoca svariati cambiamenti positivi: il corpo entra in una sorta di modalità di sopravvivenza in cui viene impedita l'elaborazione dei grassi, bruciando le sue riserve e lanciando potenti geni di pulizia che riparano e ringiovaniscono le nostre cellule. Il risultato finale è la perdita di peso e una maggiore resistenza alle malattie.

Tuttavia, tagliare le calorie, come sanno molte persone a dieta, ha un costo. Questo perché ridurre l'assunzione di energia a breve termine spesso causa fame, irritabilità, affaticamento e perdita muscolare. E, a lungo termine, le continue restrizioni alle calorie causeranno degli shocks del nostro metabolismo. Alla fine, questo è ciò che porta al fallimento di tutte le diete ipocaloriche e apre la strada all'eventuale accumulo dei chili. Per questo motivo, il 99% delle persone a dieta è destinato a fallimenti a lungo termine.

Tutto ciò mi ha portato a porre una grande domanda: è possibile attivare il nostro gene magro con tutti i meravigliosi benefici che derivano dalla riduzione delle nostre calorie - ma senza estreme privazioni?

La risposta è SI! Grazie alla Dieta Sirt.

I cibi Sirt sono particolarmente ricchi di nutrienti preziosi e attivano lo stesso processo degli stessi geni magri nei nostri corpi come fa la restrizione calorica. Questi fantastici geni si chiamano sirtuine.

Le sirtuine sono venute alla luce per la prima volta in uno studio scientifico del 2003. Alcuni ricercatori hanno scoperto che il resveratrolo - un composto presente nella buccia dell'uva rossa e, quindi, nel vino rosso - ha un impatto benefico sulla longevità di un individuo maggiore rispetto alla restrizione calorica, senza ridurre i livelli di energia di una persona. Studi più recenti hanno confermato questi risultati ed hanno appurato che il resveratrolo può prolungare la vita di pesci e api. E, studi in fase iniziale mostrano che il resveratrolo protegge dagli effetti avversi di regimi alimentari ricchi di grassi e di zuccheri, promuove l'invecchiamento sano rallentando le malattie legate all'età e migliora la forma fisica in generale. Alla fine, è stato dimostrato che il resveratrolo imita gli effetti della restrizione calorica.

Il vino rosso è un elemento base della Dieta Sirt grazie al suo ricco contenuto di resveratrolo. Questo spiega anche perché le persone che in generale bevono vino rosso guadagnano meno peso.

I ricercatori hanno iniziato a selezionare migliaia di sostanze chimiche diverse per la loro capacità di attivare i nostri geni sirtuini. Ciò ha identificato una varietà di composti vegetali naturali con significative proprietà.

Ulteriori studi hanno dimostrato che il vino rosso contiene una serie di altri composti vegetali naturali e preziosi. Alcuni di questi includono grandi concentrazioni di piceatannolo, quercetina, miricetina ed epicatechina, ognuna delle quali ha dimostrato di attivare i nostri geni sirtuini.

L'industria farmaceutica sta investendo centinaia di milioni di dollari per condurre ulteriori test, isolare i preziosi nutrienti, sintetizzare le molecole e commercializzare in futuro delle pillole in grado di rallentare i processi di invecchiamento e tantissime malattie croniche.

Perché aspettare oltre 10 anni per l'approvazione di questi farmaci miracolosi - insieme agli inevitabili effetti collaterali che porteranno? Dopotutto, in questo momento abbiamo gli incredibili benefici disponibili a portata di mano attraverso il cibo che consumiamo!

Come funziona

Ci sono due fasi facili da seguire nella dieta Sirt:

Fase 1 Questo dura sette giorni. Consumerai quotidianamente tre succhi verdi Sirt e un pasto completo ricco di cibi Sirt nei primi tre giorni per un apporto totale di 1.000 calorie giornaliere. Quindi, aumenterai l'apporto calorico a 1.500 nei giorni 4-7 consumando due succhi verdi e due pasti al giorno.

Fase 2 Questa fase di mantenimento di 14 giorni è pensata per aiutarti a perdere peso. Ogni giorno puoi mangiare tre pasti sani ricchi di cibi Sirt e bere succo verde.

Inoltre, le due fasi possono essere eseguite ogni volta che si desidera aumentare la perdita di grasso corporeo.

Cosa succede dopo la seconda fase? Questo tipo di dieta è davvero sostenibile?

Per coloro che hanno completato la prima e la seconda fase, ma desiderano continuare il regime alimentare Sirt, ci sono varie strategie. Ad esempio, puoi consumare il tuo piatto preferito e aggiungere un cibo Sirt ad esso, come un pollo al curry oppure chili con carne.

La dieta Sirt non è intesa come una "dieta" una tantum a breve termine, piuttosto, è un modo di vivere. Le fasi 1 e 2 possono essere replicate se e quando necessario per migliorare la tua sicurezza psicofisica.

Come iniziare

L'assunzione regolare di succhi verdi è fondamentale per una dieta Sirt. Quindi, assicurati di avere a disposizione uno spremiagrumi. Avrai anche bisogno dei seguenti tre ingredienti chiave:

Il **matcha** è una polvere di tè verde e un ingrediente importante nei succhi verdi. È facilmente accessibile online, oltre ad essere probabilmente disponibile nel tuo negozio di alimenti naturali più vicino. Allo stesso modo, il **levistico** - un'erba necessaria nella ricetta del succo verde - può sembrare difficile da individuare. Tuttavia, acquistare semi di levistico online è facile. Infine, il **grano saraceno** è un'ottima alternativa ai cereali più tradizionali. Tuttavia, la maggior parte dei supermercati combina grano saraceno e grano nei loro prodotti. È più probabile trovare articoli che contengono grano saraceno al 100% nel tuo negozio di alimenti naturali.

Idee Pasto: Prova lo yogurt di soia con frutti di bosco, noci tritate e cioccolato fondente per colazione; o qualcosa di ancora più salato, come una frittata piena di pancetta con cicoria rossa e prezzemolo.

L'insalata Sirt è ottima per il pranzo, ma se vuoi aggiungere alcuni carboidrati e fare un pasto intero, una pita con tacchino, formaggio o hummus è una valida alternativa.

Gamberi fritti con cavolo nero e noodles di grano saraceno renderanno delizioso il tuo pasto serale. E se è fatto nel modo Sirt, anche la pizza può essere compresa nel tuo menù.

I benefici per la salute

Vi sono prove crescenti che gli attivatori dei geni sirtuini possono avere una vasta gamma di benefici per la salute, oltre a promuovere la costruzione muscolare e la soppressione dell'appetito. Questi includono il miglioramento della memoria, aiutare l'organismo a regolare meglio i livelli di zucchero nel sangue e ripulire i danni causati dalle molecole dei radicali liberi che possono accumularsi nelle cellule.

"Esistono prove empiriche sostanziali per gli effetti benefici del consumo di cibi e bevande ricchi di sirtuine nella riduzione dei rischi di malattie croniche", ha affermato il professor Frank Hu, esperto dell'Università di Harvard in materia di dieta ed epidemiologia, in un recente articolo sulla rivista "Advances in Diet". Una dieta Sirtfood è anche particolarmente efficace come regime anti-invecchiamento.

Mentre gli attivatori di sirtuine sono presenti in tutto il regno vegetale, solo alcuni tipi di frutta e verdura hanno quantità sufficienti per qualificarsi come alimenti Sirt. Tra questi includiamo il tè verde, cacao in polvere, spinaci, cipolle, prezzemolo e la curcuma speziata indiana.

Molti dei frutti e delle verdure in vendita nei supermercati, come pomodori, avocado, banane, broccoli, kiwi, carote e cetrioli, non aiutano il processo di potenziamento delle sirtuine. Tuttavia, ciò non significa che non valgano la pena ingerirli poiché offrono numerosi altri benefici.

Il vantaggio di una dieta Sirt è che è molto più versatile rispetto ad altre diete.

La dieta Sirt consente la combustione dei grassi, ma incoraggia anche lo sviluppo, la manutenzione e la riparazione dei muscoli. Questo è in diretto contrasto con altre diete in cui la perdita di peso di solito proviene sia dal grasso che dai muscoli, con la perdita muscolare che rallenta il metabolismo e rende più difficile perdere peso.

In pochi anni, numerose star sono diventate i testimonial di questo regime alimentare. Campioni del mondo e medaglie d'oro olimpiche, modelli televisivi fino ai più grandi nomi dello spettacolo, non solo seguono la dieta Sirt come stile di vita, ma con entusiasmo ci rilevano come questa funzioni!

Vorrei ora illustrarti brevemente alcuni casi di studio.

Robert ha sofferto di depressione per anni. Ha perso 7 chili in sole due settimane con la dieta Sirt, ma era molto più contento di sollevare il suo umore, tanto da "amare la vita" ancora una volta.

Melanie soffriva di un terribile dolore al lupus eritematoso sistemico. Grazie al regime Sirt ha perso 11,5 chili in cinque settimane, ma ancora più importante, i suoi dolori erano spariti. In effetti, non aveva più segni di lupus. Si sentiva incredibilmente forte e non doveva più andare dal suo specialista; non c'era niente da trattare.

Linda, che dopo tre mesi ha perso oltre 30 chili, ha invertito il suo diabete e ha potuto godersi di nuovo la vita.

Queste sono appena tre testimonianze delle molte storie ispiratrici di persone come te che hanno radicalmente cambiato la loro vita. Per alcune persone, le malattie cardiache si sono arrestate. I sintomi della menopausa si sono fermati. Le sostanze irritabili nell'intestino sono scomparse. Le persone dormono di nuovo bene per la prima volta dopo anni.

Sommario

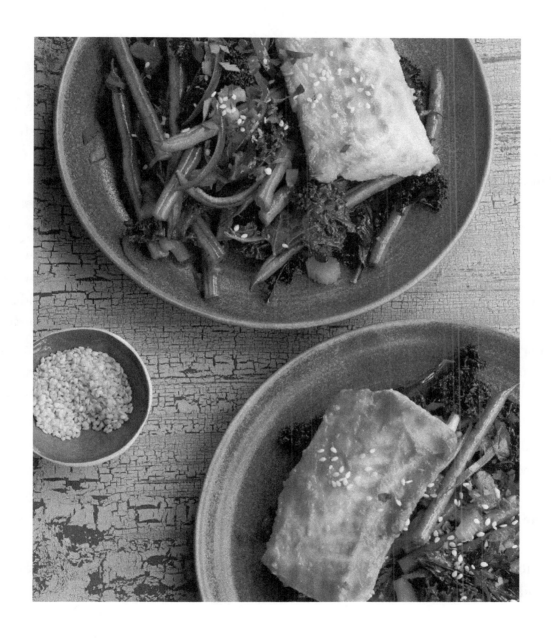

NON TUTTA LA FRUTTA E LA VERDURA SONO UGUALI

Nel 1986, alcuni ricercatori dell'Università di Harvard hanno condotto due dei più importanti e autorevoli studi nutrizionali nella storia degli Stati Uniti. Questi studi sono comunemente noti come "Studio dei professionisti della salute" (HPFUS) e "Studio sulla salute degli infermieri" (NHS) ed esaminano le abitudini alimentari e la salute degli uomini e delle donne. Analizzando la moltitudine dei dati raccolti, i ricercatori hanno esaminato la correlazione tra le abitudini alimentari di oltre 124.000 persone e le conseguenti variazioni del loro peso corporeo nel corso di molti anni, notando qualcosa di molto interessante. Mentre mangiare alcuni alimenti vegetali ha evitato l'aumento di peso, il consumo di alcuni altri alimenti non ha avuto alcun effetto. Perché erano diversi l'uno dall'altro? Gli scienziati hanno scoperto che tutto sembrava ridursi alla presenza di alcune forme di sostanze chimiche vegetali naturali come i polifenoli. Quasi tutti tendono ad ingrassare con l'avanzare dell'età, ma l'assunzione di maggiori quantità di polifenoli ha avuto un notevole impatto nel prevenire questo effetto. Quando sono stati condotti ulteriori test, i ricercatori hanno scoperto che solo alcune forme di polifenoli si sono dimostrate efficaci nel mantenere le persone magre. Ovviamente, il risultato è stato rivoluzionario: quando si tratta di controllare il nostro peso, non tutti gli alimenti vegetali (frutta e verdura) sono uguali: dobbiamo iniziare a ricercare quelli per il loro contenuto di polifenoli e studiare la loro capacità di attivare i nostri geni "magri". Questa è un'idea radicale che va contro il prevalente dogma dietetico dei nostri tempi. È tempo di abbandonare le raccomandazioni generali che ci dicono, ad esempio, di mangiare grandi quantità di frutta e di verdure ogni giorno per condurre un regime dietetico equilibrato. Basta guardarci intorno e constatare con i nostri occhi quante persone siano obese e con malattie croniche per capire quanto male hanno funzionato!

I molti alimenti che i presunti esperti di nutrizione ci avevano vietato di consumare - come cioccolato, caffè e persino tè - sono così incredibilmente ricchi di polifenoli che vincono sulla maggior parte della frutta e della verdura presente.

Sappiate che il cacao è uno dei più grandi alimenti che dobbiamo consumare! È stato dimostrato che il suo apporto attiva i geni sirtuini e ha numerosi benefici per la regolazione del peso corporeo bruciando grassi, diminuendo l'appetito e migliorando la funzione muscolare.

In totale, sono stati identificati venti alimenti ricchi di polifenoli che hanno dimostrato di stimolare i nostri geni sirtuini: tutti insieme, questi alimenti costituiscono la base della dieta Sirt.

Insieme al cioccolato, includiamo l'olio extra vergine di oliva, cipolle rosse, aglio, prezzemolo, peperoncini, cavoli, fragole, noci, capperi, tofu, tè verde e caffè. La combinazione di tutti questi alimenti determinerà qualcosa di magico nel nostro organismo.

COSA HANNO IN COMUNE LE DIETE PIU' SALUTARI

Uno specifico studio sugli indiani americani Kuna, ha dimostrato la loro resistenza a numerosi problemi di salute, come la pressione alta con tassi bassissimi di obesità, diabete e cancro.

Alcuni elementi della dieta Sirt si trovano anche nella nota dieta mediterranea tra cui spiccano l'olio extra vergine di oliva, le verdure a foglia verde selvatica, le noci, i frutti di bosco, il vino rosso, i datteri e le erbe.

Uno degli studi più autorevoli sulla dieta mediterranea è il PREDIMED, pubblicato nel 2013. È stato condotto su circa 7.400 persone ad alto rischio di malattie cardiovascolari, e i risultati sono stati così positivi che lo studio è stato interrotto in tempi brevi - dopo soli cinque anni. Si chiedeva quale sarebbe stata la differenza tra una dieta in stile mediterraneo integrata da olio extravergine di oliva e noci e una dieta più tradizionale dei nostri giorni. Il cambiamento nella dieta ha ridotto l'incidenza delle malattie cardiovascolari nei partecipanti allo studio di circa il 30%! Dopo un ulteriore follow-up, è stato riscontrato che anche i partecipanti allo studio hanno mostrato un calo del 30% del diabete, insieme a significative riduzioni delle infiammazioni in generale. I partecipanti hanno anche mostrato miglioramenti nella memoria e nella salute del cervello, nonché un'importante riduzione del 40% dell'obesità.

I ricercatori avevano quindi scoperto gli strabilianti effetti benefici di due eccezionali alimenti.

Sia l'olio extra vergine di oliva che le noci si distinguono per il notevole contenuto di polifenoli, noti per l'attivazione del gene sirtuino. Aggiungendoli a una dieta mediterranea standard in quantità significative, ciò che i ricercatori hanno inconsapevolmente prodotto era una dieta Sirt super ricca con notevoli benefici.

Nello studio PREDIMED, quelle persone che hanno mangiato cibi con i più alti livelli di polifenoli hanno riscontrato un livello di mortalità del 37% più bassa.

La differenza la fa l'assunzione di un mix di cibi ricchi di polifenoli che attiva un processo esplosivo e impressionante con entusiasmanti risultati sul tuo organismo.

LO STUDIO PILOTA SIRT

Pensa alle cellule del tuo corpo come se fossero un ufficio. Ci sono diversi "impiegati" che lavorano su vari progetti con lo stesso obiettivo in modo efficiente, efficace e prosperare il più a lungo possibile. E, come in un luogo di lavoro, ci sono anche diversi componenti nelle cellule che operano su varie attività per funzionare in completa sicurezza. Allo stesso modo, così come le priorità aziendali cambiano a causa delle diverse influenze sistemiche interne ed esterne, così anche quelle cellulari. Chi supervisiona il lavoro degli impiegati sono i dirigenti e l'amministratore delegato. Bene, i geni sirtuini sono i dirigenti del corpo a livello cellulare.

Le sirtuine sono una famiglia di sette proteine che hanno un ruolo nella sicurezza cellulare. Possono agire solo in presenza di NAD +, o nicotinamide adenina dinucleotide, un coenzima presente in tutte le cellule viventi. NAD + è essenziale per il metabolismo cellulare, nonché per centinaia di altri processi biologici. Per chiarire usando l'esempio dell'ufficio, se le sirtuine sono i dirigenti di una società, allora NAD + è il denaro che paga gli amministratori delegati e gli stipendi dei dipendenti. Senza di essa, un'azienda - e quindi il corpo - non può esistere e quindi neanche funzionare. Ma i livelli di NAD + diminuiscono con l'età, quindi limitando la funzione sirtuina. Non è così facile - tutte queste cose che accadono nel corpo umano. Le sirtuine controllano tutto ciò che sta accadendo nelle tue cellule.

Le sirtuine sono proteine. Cosa significa?

Normalmente, quando pensiamo alle proteine, pensiamo alle proteine alimentari.

In questo caso, tuttavia, ci riferiamo a molecole chiamate proteine che agiscono in ruoli diversi nelle cellule del corpo. Pensa alle proteine come ai team di un'azienda, ognuno concentrato sul proprio compito specifico mentre collabora con altri team su progetti più ampi e complessi

Una proteina ben nota nel corpo è l'emoglobina che è responsabile del trasporto di ossigeno nel sangue. La mioglobina è la controparte dell'emoglobina e insieme fanno parte della famiglia delle globine.

Il tuo corpo ha quasi 60.000 famiglie di proteine! E le sirtuine sono una di queste.

La funzione generale fondamentale delle sirtuine è eliminare i gruppi acetilici da altre proteine.

Le reazioni di base sono regolate da gruppi acetilici che sono veri e propri tag proteici riconosciuti da altre proteine. Per tornare all'analogia dell'ufficio, quando le proteine sono le divisioni cellulari e il DNA è l'amministratore delegato, lo stato di disponibilità di ciascun capo dipartimento sarebbe rappresentativo dei gruppi acetilici. Ad esempio, se è disponibile una proteina, il sirtuin lavorerà con essa per far accadere le cose, proprio come il CEO lavorerà con un capo dipartimento disponibile per ottenere qualcosa.

I sirtuine funzionano con gruppi di acetili svolgendo una funzione chiamata deacetilazione. Un modo in cui le sirtuine svolgono questa funzione è l'eliminazione delle proteine biologiche, come gli istoni, dai gruppi acetilici (deacetilazione). Le sirtuine, ad esempio, istoni deacetilati (proteine che fanno parte di una forma condensata di DNA chiamata cromatina.

Da oltre 20 anni conosciamo le sirtuine; le loro caratteristiche principali furono scoperte negli anni '90. Da allora gli studiosi si sono affrettati a ricercarli, riconoscendo la loro importanza e cercando anche di trovare le risposte a nuove domande su di loro.

La storia delle sirtuine

Negli anni '70, il genetista Dr. Amar Klar identificò la prima sirtuina, chiamato SIR2, definendolo un gene che regolava la capacità delle cellule di adattarsi. Anni dopo, negli anni '90, i ricercatori hanno scoperto altri geni omologhi - simili per struttura - a SIR2 in altre specie come vermi e moscerini della frutta. Ogni organismo possiede un numero diverso di sirtuine. Ad esempio, ci sono cinque sirtuine nel lievito, uno nei batteri, sette nei topi e sette nell'uomo.

Nel 1991, insieme ai dottorandi Nick Austriaco e Brian Kennedy, il co-fondatore dell'Elysium e il biologo Leonard Guarente del MIT hanno eseguito numerosi esperimenti sul lievito. Per caso, Austriaco ha tentato di coltivare colture di vari ceppi di lievito da campioni che aveva conservato per mesi nel suo frigorifero. Solo alcuni di questi sono stati in grado di crescere in questo ambiente, quindi Guarente e il suo team sono stati in grado di stabilire i ceppi di lievito viventi più lunghi.

Ciò ha portato alla creazione del SIR2 come un gene che ha promosso la longevità del lievito. È importante notare che finora non ci sono prove che questo studio possa essere estrapolato all'uomo e che siano necessari ulteriori lavori sugli effetti di SIR2 nell'essere umano. Il laboratorio di Guarente ha scoperto che l'eliminazione di SIR2 ha ridotto significativamente la vita del lievito mentre, soprattutto, l'aumento del numero di geni SIR2 da uno a due ha aumentato la durata della vita del lievito. Ma, ovviamente, esattamente ciò che ha innescato il SIR2 non è stato ancora identificato.

È qui che entrano in gioco i gruppi acetilici. Inizialmente, si presumeva che il SIR2 potesse essere un enzima deacetilato - nel senso che estraeva alcuni gruppi acetilici da altre molecole - ma nessuno sapeva dimostrarlo, dal momento che tutti i tentativi non avevano avuto successo. Guarente e il suo team hanno scoperto che il SIR2 nel lievito poteva solo deacetilare determinate proteine in presenza del coenzima NAD +, adenina dinucleotide nicotinamide.

Nelle stesse parole di Guarente, "il SIR2 non fa nulla senza il NAD +.

L'arrivo dei sirtuine

La maggior parte dell'interesse per le sirtuine è stato in gran parte legato all'invecchiamento e all'attività metabolica. "Ora ci sono forse 12.000 articoli sulle sirtuine", ha detto Guarente.

Mentre il campo dei sirtuine continua ad espandersi, questo lascia spazio a incredibili opportunità di ricerca su come l'attivazione di sirtuine con i precursori NAD + può portare a scoperte ancora più entusiasmanti.

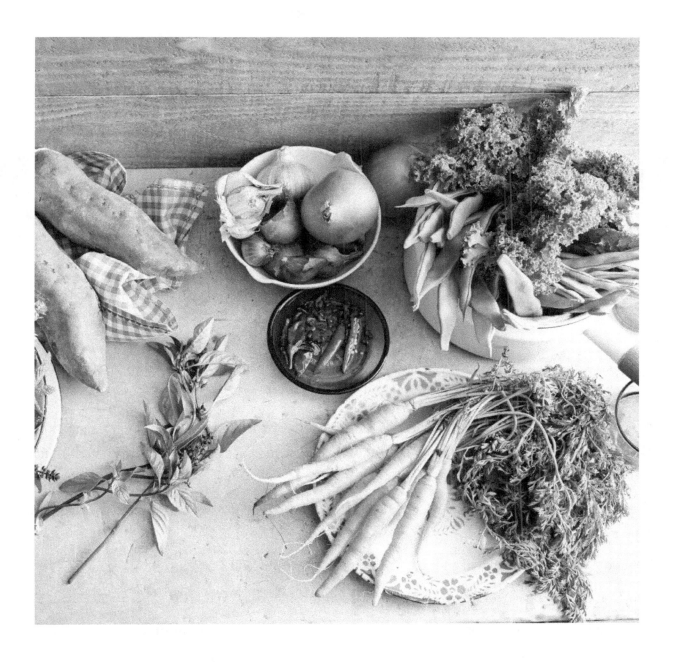

LA DIETA SIRT

La dieta Sirtfood può causare una perdita di peso corporeo accelerata mantenendo i muscoli e proteggendoti dalle malattie croniche. Una volta terminata la prima fase puoi aggiungere altri cibi Sirt, così come il succo verde tipico della dieta, alla tua dieta normale.

Finora, non ci sono prove evidenti che la dieta Sirt abbia un impatto più favorevole sulla perdita di peso rispetto a qualsiasi altro regime dietetico a basso contenuto calorico.

Sebbene alcuni alimenti abbiano proprietà salutari, non sono stati ancora condotti studi scientifici a lungo termine sull'uomo per accertare se una dieta ricca di Sirtfood abbia benefici concreti per la salute.

Tuttavia, è interessante analizzare i risultati di uno studio pilota condotto che ha coinvolto 39 partecipanti.

Per la prima settimana di studio, i partecipanti hanno seguito la dieta e si sono allenati ogni giorno. Alla fine della settimana, i partecipanti hanno perso in media 5 libbre (3,2 kg) e hanno anche affermato di aver guadagnato tessuto muscolare.

Limitare l'apporto calorico a 1000 calorie e allenarsi mentre lo si fa, quasi sempre causerà la perdita di peso.

Quando il tuo corpo è privo di energia, brucerà glicogeno, muscoli e grassi.

Ogni volta che il tuo corpo scioglie il glicogeno, elimina anche l'acqua.

Generalmente, durante la prima settimana di dieta ipocalorica, circa un quinto della perdita di grasso deriva in realtà dalla perdita di grasso, mentre altri due terzi proviene da acqua, glicogeno e muscoli.

Quando inizi ad aggiungere più calorie alla tua dieta, il corpo raggiunge le sue riserve di glicogeno e alla fine il peso ritorna.

Purtroppo, una tale restrizione calorica può anche far sì che il corpo umano riduca il suo metabolismo, il che rende necessario un minor numero di calorie ogni giorno per ottenere lo stesso livello energetico.

Quindi, la dieta probabilmente ti aiuterà a perdere qualche chilo all'inizio, anche se è quasi sicuro di recuperare i chili persi una volta terminata.

Per quanto riguarda la prevenzione delle malattie, tre settimane sulla dieta possono essere abbastanza lunghe da aggiungere alcuni effetti positivi misurabili a lungo termine.

Aggiungere cibi Sirt a una routine alimentare di medio-lungo termine è un'idea fantastica, affascinante e soprattutto salutare.

È dimostrato scientificamente che le sirtuine donano al glucosio e alla regolazione del metabolismo dei grassi in risposta alle fluttuazioni di energia.

Va notato che le proteine del corpo umano potrebbero inoltre avere un impatto sugli sviluppi dell'invecchiamento influenzando la capacità del corpo umano di bruciare i grassi migliorando il processo metabolico.

Quali sono i dettagli del piano dietetico?

Questa dieta prevede un programma settimanale.

Durante i tre giorni iniziali della dieta Sirtfood, le calorie sono limitate a 1000 calorie al giorno che includono tre succhi verdi di cibi Sirt, insieme a un pasto tipico composto chiaramente da alimenti Sirt.

Dopo quella prima breve fase, le calorie vengono aumentate a 1.500 calorie.

In questo momento, persone a dieta stanno bevendo solo due succhi e consumano due pasti ogni giorno.

Quali alimenti puoi mangiare

I cibi Sirt comprendono:

· cioccolato

· vino rosso

· cavolo

· mirtilli

· agrumi

· gamberi

· salmone

Il tutto integrato da ginseng e fragole.

Quali obiettivi posso raggiungere con questa dieta?

Seguita alla lettera, con la dieta Sirtfood, nella prima settimana perdi fino a 4 chili di peso corporeo, senza diminuzione della massa muscolare. E' un ottimo antinvecchiamento, aiuta a migliorare la memoria, il controllo della glicemia e riduce drasticamente le possibilità di malattie croniche ".

Cosa puoi consumare?

Anche se alcuni Sirtfood sono disponibili in quasi tutti i supermercati o negozi di alimenti naturali - e potrebbero già essere presenti nella tua cucina - altri potrebbero essere più difficili da trovare.

"I cibi Sirt più comuni sono il cavolo, cioccolato, vino rosso, cipolle, aglio, prezzemolo, noci e frutti di bosco." "Molti di questi ingredienti sono semplici da ottenere e sono ben noti come elementi salutari. Ma altri ingredienti potrebbero essere più difficili da reperire, come il levistico, il grano saraceno e l'estratto di tè verde matcha in polvere".

Cosa non puoi consumare?

Ufficialmente, nessun alimento è stato "escluso" dalla dieta Sirt; tuttavia, la limitazione calorica rimane un elemento fondamentale, specialmente durante i primi tre giorni della dieta così come l'assunzione dei succhi verdi.

Inoltre, secondo alcuni affermati medici, questa dieta non sarebbe consigliata per i diabetici, donne in gravidanza o in allattamento.

È efficace?

Tantissimi studi scientifici dimostrano come i cibi Sirtuin aiutino a raggiungere importanti obiettivi fra i quali la diminuzione del peso corporeo, il mantenimento del tono muscolare agendo come fondamentali antinfiammatori.

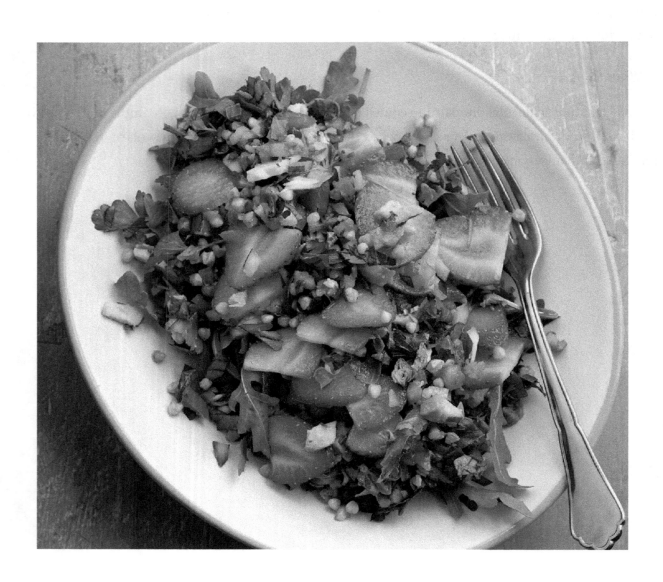

LA CHIAVE DELLA LONGEVITÀ UMANA

L'aspettativa di vita media nella Grecia classica e durante l'Impero Romano era di circa 25 anni. Nei primi anni del 1900 era di circa 45/50 anni. La durata della vita umana è aumentata di circa tre mesi all'anno dal 1900. Pertanto, la durata media della vita è aumentata di 300 mesi o 25 anni negli ultimi 100 anni.

Al giorno d'oggi, le persone fanno qualsiasi cosa per vivere più a lungo. Recenti studi hanno dimostrato che se un trattamento del cancro aumentasse la vita di una persona malata terminale di soli 6-12 mesi, il farmaco venderebbe più di 1.000 miliardi di dollari americani all'anno.

In effetti, dato il ritmo dei progressi medici e nutrizionali, è sicuramente corretto concludere che, entro questo secolo, gli esseri umani avrebbero una durata media di oltre 100 anni e la durata della vita potrebbe raddoppiare nel secolo successivo.

Alcune persone pensano di non voler vivere più a lungo. Dicono: "Non vorrei prolungare la mia vita se significasse vivere come un sacco di persone anziane che conosco". In altre parole, solo se potessero vivere una vita sana, sceglierebbero di vivere così a lungo.

Qual è l'elisir della giovinezza?

Molte aziende che vendono integratori nutraceutici affermano che i loro prodotti o ingredienti possono migliorare la longevità. Quanto marketing c'è dietro questa affermazione? Qual è la verità?

Gli ingredienti vegetali naturali e l'uva da vino rosso potrebbero potenzialmente mantenere il segreto per una vita sana e lunga? Negli ultimi dieci anni sono stati condotti studi per evidenziare che gli ingredienti vegetali naturali, in particolare l'uva a buccia rossa, possano effettivamente contenere una chiave per una lunga vita.

Cosa stanno rilevando gli scienziati?

Studi scientifici su una varietà di organismi, tra cui lievito, vermi, mosche, topi, ratti e pesci, indicano un aumento del 10-60% della durata della vita in molecole e composti vegetali, tra cui resveratrolo, quercetina e molti altri polifenoli di piante e uva da vino rosso.

Studi scientifici su topi obesi sono stati estremamente significativi nello scoprire che, sebbene i topi morissero di solito giovani per numerose malattie, l'ingestione di composti di polifenoli ha permesso loro di vivere più sani e più a lungo.

Come può essere?

Negli anni '30 gli scienziati hanno scoperto che la restrizione calorica aumenta efficacemente la durata della vita ponendo le specie in una "modalità di sopravvivenza". Per gli umani, tuttavia, una dieta molto rigida è insostenibile e malsana, se non addirittura mortale. Nuovi esperimenti negli ultimi dieci anni hanno dimostrato che c'è un aumento (o attivazione) dei geni e degli enzimi sirtuini (o SIRT) nel corpo umano e nelle cellule durante la restrizione calorica.

Il dott. Joseph Baur e il dott. David Sinclair hanno scoperto la risposta a questo enigma presso la Harvard Medical School nel 2006. Hanno fornito prove evidenti che i geni SIRT potrebbero essere innescati dando alcuni composti xenormonici (piante stressate) alle specie. I ricercatori hanno testato migliaia di composti e hanno trovato 19 polifenoli vegetali che hanno gli effetti più importanti sull'attivazione. Diciassette (17) di tali polifenoli sono presenti nelle uve di vino rosso.

Polifenoli vegetali con il massimo impatto e durata sui geni SIRT:

Per molti di noi, rimanere giovani e vivere più a lungo e più sani può sembrare un sogno irrealizzabile. Tuttavia, l'aspettativa di vita media è aumentata di 15 anni negli ultimi decenni, secondo il Simposio internazionale sulla prevenzione dell'invecchiamento. Il prossimo anno si prevede che il 23,7% delle persone avrà più di 60 anni, che è quasi un quarto dell'intera popolazione. Non sorprende quindi che l'anti-invecchiamento sia diventata la grande sfida del ventunesimo secolo.

Vivere più a lungo e sentirsi meglio

Gli scienziati di tutto il mondo accettano che, sebbene i nostri geni influenzino il nostro stile di vita. Dovremmo quindi ridurre lo stress, migliorare la nostra dieta, mantenere muscoli forti e prenderci cura della pelle dentro e fuori.

La chiave è il processo di ossidazione delle nostre cellule della pelle. Con uno stile di vita equilibrato, questo rallenterà e ti farà sembrare più giovane più a lungo. Pertanto, ogni anno compiamo un anno in meno.

Al giorno d'oggi, le aziende cosmetiche utilizzano sofisticati metodi per penetrare negli strati più profondi della pelle. Gli ultimi ingredienti di questi prodotti sono:

Super antiossidanti- Questi inibiscono i radicali liberi. I più attivi sono la soia, che stimola la replicazione cellulare, e i polifenoli, che si trovano in mandorle, noci, vino rosso, tè verde, buccia dell'uva e resveratrolo.

*Cellule staminali-*La loro esistenza nella pelle rappresenta meno dello 0,01 per cento delle cellule dell'epidermide, ma sono essenziali nel processo di rigenerazione. Con l'età, il loro numero varia, ma il loro comportamento no. Secondo la rivista di settore cosmetico Happi, "mentre sempre più aziende saltano sul carro delle cellule staminali, molti dermatologi ed esperti del settore non sono convinti della loro efficacia".

Protezione solare- Un arresto foto-invecchiamento richiede protezione UV. Tutte le migliori creme per la cura della pelle contengono un numero SPF.

Gli scienziati genetici anti-invecchiamento in tutto il mondo sono ora consapevoli che i nostri geni sono la causa di tutto l'invecchiamento umano. Molte aziende cosmetiche e alimentari stanno cercando di colpire scientificamente le cause dell'invecchiamento con effetti osservabili e con risultati più sostenibili. Tali prodotti mirano a ripristinare le cellule della pelle per mutarne il comportamento.

In particolare, ciò su cui queste aziende stanno lavorando è la classificazione dei geni che contribuiscono all'invecchiamento e quindi la formulazione di un farmaco che ripristinerà l'equilibrio di questi geni. Ciò che la gente noterà in pochi giorni è che, con una serata di pigmentazione facciale, la pelle diventa più vibrante e i pori levigati.

Pro-xilene: Impedisce la perdita di densità della pelle

Vitamina C: Dona alla pelle fermezza, vitalità e struttura

Sirtuine: Sono conosciuti come Enzimi di Longevità. Questi sono gli enzimi della riparazione anti-invecchiamento che proteggono le cellule della pelle.

Acido ialuronico: Aiuta a ottimizzare la ritenzione idrica

Retinolo: Promuove la formazione di cellule cutanee fresche

COSA PENSANO GLI ESPERTI DELLE DIETE PIÙ IN VOGA NEL 2020

Di seguito vedrai nel dettaglio come gli esperti hanno valutato cinque delle principali diete cercate da milioni di utenti su Google, il motore di ricerca più famoso al mondo.

Dieta 1.200

Come suggerisce il nome, il limite di assunzione di calorie per questa dieta è di 1.200 al giorno.

Le linee guida statunitensi raccomandano un consumo compreso tra 1.600 e 2.400 calorie al giorno per le donne adulte e da 2.000 a 3.000 calorie al giorno per gli uomini. Lauri Y. Wright, Ph.D., professore a contratto di sanità pubblica presso l'Università della Florida del Nord, afferma che è necessario ridurre l'apporto calorico per coloro che vogliono perdere peso.

"La chiave per la perdita di peso è creare un deficit calorico. Il corpo attinge quindi dal grasso immagazzinato per generare l'energia necessaria al corretto funzionamento della complessa macchina umana ", ha detto a Healthline. "Facciamo attenzione alle diete troppo restrittive perché le diete ipocaloriche possono rallentare permanentemente il metabolismo. Il limite minimo tollerabile è considerato di 1.200 calorie per le donne e 1.500 calorie per gli uomini."

"La dieta deve includere tutti i nutrienti necessari che sono essenziali per la salute", ha detto Wright. "Più basso è il numero di calorie consumate, più difficile sarà ottenere l'apporto nutrizionale necessario. Raccomandiamo sempre di lavorare con un dietologo professionista che può pianificare i piani alimentari più sani per raggiungere i tuoi obiettivi di salute."

Dana Hunnes, Ph.D., dietologo senior presso il Centro medico dell'UCLA, afferma che ridurre le calorie a 1200 al giorno non è sostenibile a lungo termine a meno che una persona non abbia esigenze ipocaloriche o sia sotto la guida diretta di uno specialista.

"È meglio perdere peso gradualmente nel tempo e in un modo gestibile... questo non è quel tipo di programma dietetico sostenibile nel tempo. Probabilmente rallenterebbe il tuo metabolismo in quanto non ha abbastanza calorie ".

Digiuno intermittente

"Esistono due versioni principali: mangiare a tempo limitato, che funziona consumando cibo solo entro un ciclo di 8 ore o 10 ore o, un metodo 5: 2 in cui le donne consumano solo 500 calorie divise tra due pasti, due giorni alla settimana. Gli uomini ne consumano 600", ha dichiarato Kristin Kirkpatrick, dietista e direttore dei servizi nutrizionali presso il Cleveland Clinic Wellness Center in Ohio.

"I benefici sono estesi, tra cui una maggiore resistenza, perdita di peso e riduzione del rischio di malattie croniche", ha detto a Healthline.

Hunnes afferma che altri potenziali effetti benefici del digiuno intermittente includono benefici per il sistema gastrointestinale dandogli il tempo di riposare e ridurre l'infiammazione in tutto il corpo.

Ma non è adatto a tutti digiunare.

"Il digiuno intermittente non è un'idea sicura per le donne in gravidanza o quelle con altre condizioni di salute come il diabete", ha detto Wright. "Inoltre, uno studio ha dimostrato che il digiuno intermittente influirebbe sulla salute del cuore. Inoltre, il corpo può riguadagnare peso più velocemente dopo il digiuno intermittente".

Niente carboidrati, niente zucchero

La cantante Jennifer Lopez ha rivelato all'inizio di quest'anno che ha provato una dieta di 10 giorni, senza carboidrati e senza zucchero.

J.Lo ha incoraggiato i suoi seguaci ad unirsi a lei per alcuni giorni.

Gli esperti sostengono, tuttavia, che sono fondamentali alcuni carboidrati.

"Il nostro cervello si affida al glucosio derivato dai carboidrati per un funzionamento sano, proprio come i nostri muscoli", ha affermato Hunnes. "Questo tipo di dieta non è salutare. Certo, è salutare limitare o evitare lo zucchero, ma non limitare tutti i carboidrati."

Wright concordò: "I carboidrati sono fondamentali per la salute. Tuttavia, il problema per molte persone è la quantità e la qualità dei carboidrati consumati. È importante prediligere i carboidrati complessi come pasta integrale, riso, fagioli, verdure e frutta, piuttosto che zuccheri semplici come bibite e caramelle ".

"Oltre all'energia necessaria per alimentare il corpo, i carboidrati forniscono anche importanti vitamine, minerali e fibre", ha aggiunto Wright. "I carboidrati sono essenziali e non devono essere rimossi dalla dieta. I carboidrati assunti in dosi eccessive possono aggiungere calorie indesiderate e causare alti zuccheri nel sangue diabetico."

Wright suggerisce che una quantità accettabile di carboidrati sarebbe una mezza o una tazza di pasta anziché una pentola intera, o un terzo o due terzi di una tazza di riso, piuttosto che un'intera ciotola.

Dieta ultra-cheto

Questa rappresenta uno dei trend più in voga nel 2020 e include numerosi integratori alimentari.

"La dieta chetogenica è molto povera di carboidrati e molto ricca di grassi, mettendo il corpo in chetosi – bruciando i grassi al posto del glucosio", ha detto Wright. "È stato dimostrato che la dieta Cheto porta a una importante perdita di peso in quanto la chetosi riduce l'appetito".

Ma la dieta ha dei rischi.

"A causa dell'eliminazione di alimenti contenenti carboidrati come frutta, verdura, cereali integrali e fagioli, una dieta chetogenica può contribuire a determinate carenze di vitamine e minerali e può danneggiare la salute dell'intestino", ha detto Wright. "La perdita di massa muscolare è stata anche dimostrata per le persone che adottano una dieta chetogenica, ed è particolarmente problematica per gli anziani."

Hunnes, tuttavia, insiste sul fatto che una dieta a base di cheto non è sicura.

"Non credo che questa sia una buona opzione perché evolutivamente parlando, il glucosio rimane la nostra principale fonte di energia. Una dieta ricca di grassi e ricca di proteine non è affatto sicura per noi. Non consiglio la dieta chetogenica", ha detto.

Sia Wright che Hunnes notano che le uniche persone che potrebbero veramente trarre beneficio da una dieta a base di cheto sono i bambini che soffrono di convulsioni chiaramente sotto le rigide raccomandazioni e la supervisione del proprio medico.

"Nei neonati e nei bambini, la dieta chetogenica ha dimostrato di trattare con successo l'epilessia grave", ha detto Wright.

La dieta Sirtfood

Questa dieta è stata ricercata da centinaia di migliaia di persone per il consumo di cioccolato fondente e vino rosso.

La dieta Sirt può prevenire le malattie innescando il "gene magro" e provocando la perdita di grasso: "contiene alimenti che hanno dimostrato di ridurre al minimo le infiammazioni, tra cui vino rosso, cioccolato fondente, broccoli, bacche e soia", ha detto Wright.

Alcuni degli altri alimenti dietetici raccomandati includono fragole, cipolle, mirtilli, noci, caffè e datteri Medjool.

Ma mentre i dietisti sostengono fortemente che mangiare questi alimenti provocherebbe l'attivazione di un "gene magro", alcuni scienziati affermano che non ci sono prove a sostegno di queste affermazioni.

Hunnes in un'intervista disse: "Tutto ciò che a volte sembra troppo bello per essere vero di solito lo è", ha detto. Con l'avvicinarsi del 2020 e le persone continuano a fissare obiettivi e aspettative per il nuovo anno, tutti gli esperti che hanno parlato con Healthline consigliano di apportare miglioramenti allo stile di vita sano, piuttosto che adottare diete rigorose.

"Sbarazzarsi del termine" dieta "e pensare a un cambiamento nello stile di vita che contribuirà a un successo più sostenuto", ha detto Wright.

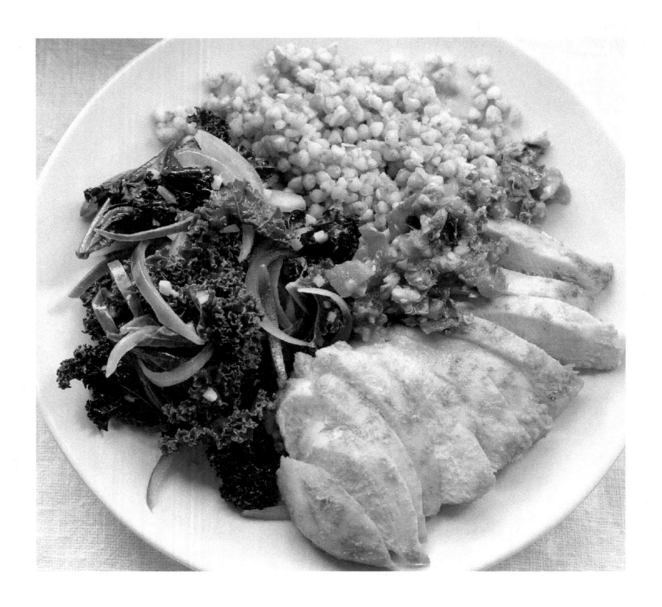

CHETO CONTRO SIRT

Ogni anno, con l'appoggio di alcune grandi celebrità, esperti di fitness e dietisti più o meno affermati, nascono sempre nuovi trend alimentari.

Negli ultimi anni ci sono stati due programmi dietetici che più degli altri sono sotto i riflettori. Esiste una dieta a basso contenuto di carboidrati e ricca di grassi e una dieta a "gene magro" chiamata dieta Sirt.

Cosa differenzia le due? Quali sono gli obiettivi migliori per la tua salute e la perdita di peso? E comunque cosa costituisce un "gene magro"?

Facciamo una comparazione fra i due regimi alimentari e cerchiamo di comprendere i punti di forza e di debolezza di entrambi.

Quali sono i fondamenti della dieta cheto?

Continuiamo con la dieta cheto - Altrimenti conosciuta come dieta chetogenica. In breve, una dieta cheto consiste in un apporto minimo di carboidrati, proteine moderate e cibi ricchi di grassi. Il vero cheto fa mirare a consumare 20 grammi o meno di carboidrati al giorno consumando la maggior parte delle loro calorie da grassi sani. Inventato da Peter Huttenlocher negli anni '70, la teoria alla base di ciò è che il corpo può entrare in uno stato di "chetosi". Cosa significa? Questo è un modo sofisticato per dire che il tuo corpo inizia a bruciare i grassi energetici.

Quando riduci l'assunzione di carboidrati e conseguentemente le calorie, il tuo corpo (specialmente il tuo fegato) produce minuscole molecole chiamate chetoni che forniscono energia.

I chetoni sono fatti di grasso e il corpo viene riprogrammato bruciando i grassi al posto del glucosio. Limitando l'apporto calorico e, in un certo senso, insegnando al corpo a bruciare i grassi per ottenere carburante, si inizia il processo di riduzione del grasso corporeo con conseguente perdita di peso.

Come funziona la dieta Sirt?

L'aspetto più curioso è che questa dieta ti consente (con moderazione) di consumare cioccolato fondente e vino rosso ... Sì, hai letto bene!

Questo programma dietetico - sviluppato dai nutrizionisti Aidan Goggins e Glen Matten, include un consumo ragionevole di cibi Sirt. In altre parole, questi sono alimenti che inducono il corpo a produrre una proteina chiamata sirtuina.

Queste speciali proteine minuscole aiutano a ridurre le infiammazioni e proteggere le nostre cellule dai danni da stress.

Si dice che la dieta Sirt migliora il metabolismo e brucia i grassi a ritmi rapidi. Dopo aver seguito questo programma alimentare, uomini e donne hanno riferito di perdere fino a 4 chili a settimana.

A differenza della dieta chetogenica, la dieta Sirt è suddivisa in due fasi. Ridurrai la tua assunzione giornaliera a 1000 calorie nei primi tre giorni, consumando così tre succhi verdi Sirt, più un pasto composto principalmente da alimenti Sirt, al giorno.

Aumenterai il consumo a 1500 calorie dal quarto al settimo giorno.

La seconda settimana viene definita "periodo di mantenimento" e il corpo inizia a perdere peso regolarmente.

Si dice che questo ciclo accenda un "gene magro" quando la normale fonte di energia per il nostro corpo si esaurisce riducendo le calorie.

La dieta Sirt sta riscuotendo un notevole successo in tutto il mondo. Celebrità come la cantante pop Adele, che ha perso quasi 50 chili mangiando cibi Sirt, stanno dimostrando che questo programma di perdita di peso combinato con l'esercizio fisico funziona bene. Sembra un miracolo perdere peso mentre sorseggi un bicchiere di vino rosso accompagnato da un quadrato di cioccolato fondente!

Dieta Cheto: cosa potresti mangiare

E ora, la parte che stavate tutti aspettando ... cosa dovreste mangiare! Una dieta cheto consiste in una vasta gamma di cibi ricchi di grassi che probabilmente sono già nel tuo frigorifero.

● Frutti di mare

* Salmone, gamberi, vongole, cozze, polpi e ostriche. Cibi ricchi di vitamine e cheto-friendly.

● Legumi a basse emissioni di carbonio

Asparagi, cavoletti di Bruxelles e broccoli sono tutte verdure ricche di nutrienti che puoi consumare in abbondanza con la dieta chetogenica.

● Formaggio

In virtù del suo alto contenuto di grassi, il formaggio è ammesso nella dieta cheto. Tra le migliori scelte ci sono la mozzarella e il formaggio cheddar. Attenzione ai formaggi fritti e ai cibi ricchi di latticini.

● Avocado

Ricco di acidi grassi e omega 3 è ottimo come spuntino o combinato con alcune verdure in un frullato o un pasto.

● Carne e pollame

Contengono pochissimi carboidrati e sono ricchi di vitamine utili. Prediligi sempre le carni bianche, tra le quali il pollo, tacchino e coniglio.

● Uova

Grande fonte di grassi, omega 3 e nutrienti sostanziali, le uova sono ottime per la prima colazione o per uno spuntino di mezzogiorno.

● olio di cocco

Se non lo sapevi, l'olio di cocco è un sostituto perfetto di altri oli da cucina perché è più sicuro quando brucia a temperature elevate.

● Yogurt greco semplice

Da gustare durante la prima colazione o come dessert!

● Formaggio fresco

Non solo aiuta a ridurre i grassi, ma aiuta anche a ridurre le infiammazioni e rafforzare i muscoli dopo l'esercizio.

Dieta Sirt: cosa puoi mangiare?

● Tè verde

Il tè verde è un elemento essenziale della dieta Sirt, riduce lo stress ossidativo e accelera il metabolismo. Serve da soppressore della fame. Più ne bevi, meglio è!

● Datteri Medjool

Questa tipologia di datteri è diversa dagli altri per il loro gusto e la consistenza simile al caramello. Hanno molti benefici per la salute e sono un'opzione essenziale durante il processo di mantenimento della dieta Sirt. Quando hai bisogno di uno spuntino per soddisfare il tuo palato, sono ottimi nei frullati oppure così come sono.

● Cioccolato fondente (deve contenere almeno l'85% di cacao)

Goditi una moderata quantità di cioccolato fondente. Assicurati solo che il contenuto di cacao sia elevato - almeno l'85% o più.

● Mele

Una mela al giorno toglie il medico di torno e una mela al giorno tiene a bada l'aumento di peso.

● Agrumi

Sappiamo già che gli agrumi sono ricchi di vitamine, sostanze nutritive e fibre, ma anche di polifenoli, che aiutano i nostri corpi a bruciare i grassi e rimanere magri.

● Prezzemolo

Questa erba è ricca di sostanze nutritive e antiossidanti. Promuove la salute delle ossa e protegge la tua vista. Usare il prezzemolo come contorno o mescolalo con altre verdure cotte per sfruttare i loro benefici per la tua salute.

● Curcuma

E' un'erba medicinale antinfiammatoria. E' consigliato consumare una dose da 500 a 2000 milligrammi di curcuma al giorno.

● Cavolo

Uno fra gli alimenti più nutrienti al mondo, il cavolo può essere consumato in abbondanza con la dieta Sirt. Provalo in un frullato o come insalata.

● Mirtilli

I mirtilli sono meravigliosi frutti di bosco da gustare con questa dieta. Sono anche perfetti per l'idratazione e per fare il pieno di vitamine.

● Capperi

Scommetto che non sapevi che i capperi sono un super-alimento incredibilmente salutare. Questi possono essere usati per trattare il diabete, le infezioni fungine, l'asma e tanti altri disturbi.

● Vino rosso

Ultimo ma non meno importante, il vino rosso è permesso (con moderazione, ovviamente).

Vantaggi

Entrambe queste diete forniscono un menu molto più pratico e soddisfacente.

Qual è meglio per te e la tua salute: Cheto o Sirt?

La dieta cheto ti aiuterà a perdere peso e ha anche altri benefici per la salute. Può aiutare a contrastare l'acne, migliora la funzione del cuore e del cervello e può ridurre il rischio di malattie potenzialmente letali come alcuni tumori. Secondo la comunità scientifica aiuta a ridurre le convulsioni nei bambini piccoli.

Gli studi hanno dimostrato che è fondamentale per la salute generale consumare più carboidrati nei regimi alimentari, come verdure, frutta e fagioli.

D'altra parte, la dieta Sirt è indicata se vuoi ottenere una rapida perdita di peso, proteggerti dalle malattie croniche e dall'invecchiamento. I cibi Sirt sono ricchi di nutrienti amici della tua salute.

Conclusioni

La dieta Cheto e la dieta Sirtfood sembrano entrambe avere effetti sia positivi che negativi. La realtà è che qualsiasi grande cambiamento nello stile di vita può aiutarti a perdere peso.

Se vuoi perdere peso, senza rinunciare a cibi deliziosi, nutrienti e saporiti, vale la pena fare una dieta chetogenica o una dieta Sirt. Il poter mangiare cioccolato fondente e vino, o mozzarella ad alto contenuto di grassi, rappresentano dei validi punti di forza.

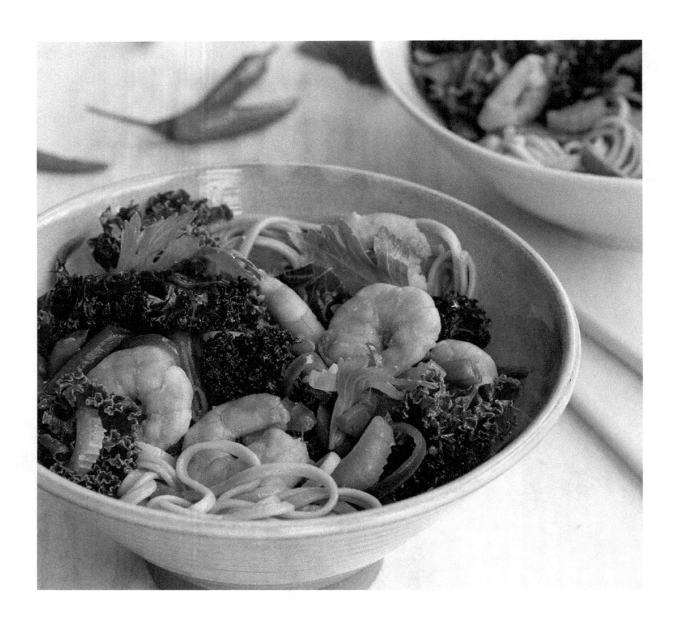

I MITI SULLA PERDITA DI PESO

Ci sono molte idee sbagliate comuni sulla perdita di peso. A volte è difficile distinguere le fake news e la disinformazione da ciò che ha delle solide basi scientifiche. In rete ne trovi di ogni: se bevi molta acqua di notte, ingrassi; se ti gratti troppo la testa, perdi i capelli. Balle colossali!

Mito n. 1 di perdita di peso:

Più peso devo perdere, più intensa deve essere la mia routine di allenamento

Tutti i regimi alimentari, nessuno escluso, suggeriscono caldamente di abbinare la dieta all'attività fisica. Questa può essere uno sport (fra tutti consiglio il nuoto per la sua completezza), ma anche una camminata a passo svelto di almeno 30 minuti ogni giorno. Ricordati però che la base è il mangiare bene e sano: è inutile fare tanto sport se poi mangi cibo spazzatura. Tenderai a ingrassare.

Perdita di peso Mito n. 2:

Lo stress fa ingrassare

Non c'è nessuna rilevanza scientifica sull'affermazione di cui sopra. In realtà sono le azioni che compi quando sei stressato che ti fanno ingrassare o dimagrire. Ci sono persone che, se stressate, iniziamo a mangiare in modo nervoso divorando ciò che gli capita e altre, invece, alle quali si "restringe" il proprio stomaco e "saltano" i pasti.

Perdita di peso Mito n. 3:

Posso perdere peso mangiando quello che voglio

Se fosse così non esisterebbero i nutrizionisti e i dietologi. La realtà è ben diversa e il tuo fisico non è altro che lo specchio della tua educazione alimentare.

Perdita di peso Mito n. 4:

Saltare i pasti è un modo sano per perdere peso

Numerosissimi studi hanno dimostrato che le persone che saltano la colazione - e mangiano meno volte durante il giorno - sembrano essere molto più in sovrappeso rispetto a coloro che fanno una colazione nutriente equilibrata e consumano 4-6 piccoli pasti durante il giorno.

Perdita di peso Mito n. 5:

Morire di fame è il modo migliore per perdere peso.

È improbabile che questi tipi di diete si traducano in perdita di peso a lungo termine. A volte, addirittura, possono portare a un aumento di peso. Il problema principale è che questo tipo di dieta è troppo difficile da mantenere. Potresti anche perdere i nutrienti essenziali e il tuo corpo avrà poca energia e potrebbe farti desiderare cibi ricchi di grassi e zuccheri. Questo può portare a mangiare quei cibi più calorici causando un aumento di peso.

Perdita di peso Mito n. 6:

Ho bisogno di ridurre le calorie per perdere peso più facilmente

Se mangi in modo equilibrato, ridurre le calorie potrebbe avere un impatto negativo sul tuo corpo. Se stai tagliando calorie e stai morendo di fame, ridurrai il tuo metabolismo con degli effetti negativi alla tua linea!

Perdita di peso Mito n. 7:

L'essere in sovrappeso ha natura genetica

Ho sentito da tantissime persone questa affermazione e a tutte rispondo che queste sono solo scuse. In quanto esseri umani siamo dotati di motivazione, determinazione e caparbietà: con questi tre elementi potremo vincere qualsiasi battaglia e raggiungere qualsiasi obiettivo.

Perdita di peso Mito n. 8:

È troppo difficile mangiare sano

Mangiare sano è la cosa più semplice al mondo, a condizione che qualcuno te lo insegni! Purtroppo, al giorno d'oggi mangiamo troppi junk food che hanno un nefasto effetto nel nostro equilibrio psico-fisico, creandoci dipendenza. All'inizio il mangiare sano non sarà semplice, ma una volta che conosci i segreti per educare il tuo organismo, sarà lui a richiedere i nutrienti naturali per essere più energico.

Perdita di peso Mito n. 9:

Devi eliminare tutti i tuoi cibi preferiti per perdere peso

Qualsiasi dieta seria non ha delle privazioni a lungo-termine. All'inizio devi educare il tuo fisico al nuovo regime alimentare; dopodiché ti potrai concedere, per un giorno a settimana, qualche piccolo sfizio!

Mito n. 10 di perdita di peso:

Sono troppo grasso, non riuscirò mai a dimagrire

Ricordi che ogni grandissimo obiettivo è composto da tanti piccoli sub-obiettivi. Non guardare la vetta della montagna, semmai concentrati sul percorso a tappe per raggiungerla. Un po' alla volta vedrai che anche gli obiettivi più ambiziosi e sfidanti, con caparbietà e focus, riuscirai a raggiungerli!

LE DIETE DIMAGRANTI PIÙ FAMOSE

Il digiuno intermittente

Il digiuno intermittente si riferisce a schemi alimentari che comportano un periodo prolungato di digiuno con relativo drastico consumo di calorie. La durata del digiuno varia da alcune ore, ad addirittura per giorni.

Che cos'è il digiuno intermittente?

Il digiuno è rappresentato da periodi di astinenza alimentare volontaria ed è stato praticato per secoli in tutto il mondo: il digiuno intermittente è una variante in chiave moderna che comporta la limitazione del consumo di alimenti per un determinato periodo di tempo e non richiede alcuna modifica sulla natura degli alimenti consumati. Attualmente, i protocolli più popolari sono un digiuno giornaliero di 16 ore e un digiuno di un'intera giornata, uno o due giorni alla settimana. Il digiuno intermittente è un modello naturale di alimentazione; d'altronde i nostri antenati dell'era paleozoica erano essenzialmente cacciatori/raccoglitori che rimanevano per giorni senza mangiare in assenza di prede.

Di seguito sono riportate due idee comuni totalmente errate relative al digiuno intermittente:

Mito 1 - Dovresti mangiare 3 pasti ogni giorno: questa è una leggenda che è prevalente nella cultura occidentale. Non ha riprova scientifica sotto il punto di vista di miglioramento delle condizioni di salute. Uno studio scientifico americano condotto dall'Università del Michigan ha dimostrato che un pasto al giorno è più efficace al fine di perdere peso rispetto a tre pasti al giorno, a parità di calorie giornaliere.

Mito 2 - Hai bisogno di colazione. Nel digiuno intermittente, a differenza di tanti altri regimi alimentari, la colazione non ha un ruolo centrale; addirittura saltando la colazione e concentrando l'assunzione degli alimenti in 1 o max. 2 volte al giorno, il metabolismo non viene rallentato.

Tipi di digiuno intermittente:

Il digiuno intermittente si presenta in diversi modi e ognuno può avere una serie particolare di vantaggi unici presentando variazioni nel rapporto tra digiuno e alimentazione. Ogni protocollo ha diversi benefici e l'efficacia è soggettiva, quindi è importante decidere qual è il migliore per te. I fattori che possono influire sull'efficacia includono i tuoi obiettivi di fitness, il programma / routine e lo stato di salute attuale. Il digiuno a giorni alterni, l'alimentazione a tempo limitato e il digiuno modificato sono i tipi più comuni di Digiuno Intermittente.

1. DIGIUNO INTERMITTENTE ALTERNATIVO:

Questo approccio prevede giorni alternati a zero calorie (dal cibo o dalle bevande) con giorni di libero consumo di ciò che desideri.

I vantaggi di questo programma sono la perdita di peso, la diminuzione dei livelli di colesterolo e trigliceridi e il miglioramento dei marker del sangue.

Lo svantaggio principale di questo tipo di digiuno intermittente è che è la cosa più difficile da rispettare durante i giorni di digiuno a causa della fame.

2. DIGIUNO MODIFICATO 5: 2

Il digiuno modificato è una variante con giorni di digiuno programmati, ma i giorni di digiuno consentono l'assunzione di cibo. In genere, il 20-25% delle calorie normali è consentito nei giorni di digiuno, quindi se di solito si consumano 2000 calorie nei giorni di consumo giornaliero, saranno necessarie 400-500 calorie nei giorni di digiuno. La porzione 5: 2 della dieta si riferisce al rapporto tra giorni di non-digiuno (5) e giorni di digiuno (2, limitando le calorie come scritto sopra).

Questo protocollo è ottimo per la perdita di peso, la regolazione della glicemia, dei lipidi e delle infiammazioni. In diversi studi, questo digiuno ha determinato una riduzione degli ormoni della fame (leptina) e un aumento dei livelli proteici responsabili del miglioramento della combustione dei grassi e della regolazione della glicemia (adiponectina).

Il protocollo di digiuno 5: 2 aggiornato è semplice da seguire e ha un numero limitato di effetti collaterali negativi, tra cui la fame nei 2 giorni di digiuno, bassa energia e un po' di irritabilità durante la fase iniziale. Tuttavia, contrariamente a questo, gli studi hanno notato miglioramenti come diminuzione dell'ansia, della frustrazione, della stanchezza, miglioramenti della fiducia in se stessi e un umore migliore.

Domande comuni sul digiuno intermittente:

C'è qualche cibo o bevanda che posso consumare durante il digiuno a intermittenza? Non dovresti mangiare o bere nulla che contenga calorie a meno che tu non faccia la dieta a digiuno 5: 2 aggiornata (menzionata sopra.) E' necessario un adeguato apporto di acqua. Bere caffè senza zucchero riduce la fame.

Diete vegetariane

Mai come in questi tempi, le diete vegetariane sono così in voga. La riduzione del consumo di carne, latticini, pesce e l'assunzione in importanti quantità di verdure, legumi e frutta sta alla base di questo tipo di dieta.

I benefici sono molteplici e vanno da una riduzione del livello di colesterolo nel sangue al tenere lontano malattie tumorali fino alla riduzione del peso corporeo e della massa grassa.

I cinque principali benefici di una dieta vegetale

1. Riduzione del colesterolo

Diminuirai drasticamente il livello di colesterolo "cattivo" LDL nel sangue, quello che può portare a malattie cardiache e ictus. Rimuovere il burro, eliminare le carni grasse e zuccheri semplici. I prodotti lattiero-caseari e animali sono carichi di grassi e non hanno fibre. Gli alimenti a base vegetale contengono percentuali minime di   colesterolo. Ciò significa che mangiare vegan è un toccasana per il tuo cuore e la tua salute. Un recente studio condotto presso il St. Michael's Hospital di Toronto ha anche dimostrato che una dieta a basso contenuto di grassi a base vegetale può ridurre il colesterolo LDL del 28 percento.

2. Diminuzione della pressione sanguigna

Se mangi carne grassa e latticini, la viscosità del sangue aumenta, esercitando una maggiore pressione sui vasi sanguigni. Una dieta a base di frutta e verdura ricche di potassio modula la viscosità nel sangue. Secondo studi osservazionali pubblicati su importanti riviste scientifiche, quindi i vegetariani e i vegani tendono ad avere tassi più bassi di ipertensione, "il killer silenzioso".

3. Prevenzione dai tumori

Il Cancer Project del Physicians Committee for Responsible Medicine ha mostrato che i vegetariani hanno il 40% in meno di probabilità rispetto ai mangiatori di carne di sviluppare masse tumorali. La carne è solitamente ricca di grassi saturi e povera di fibre. La fibra gioca un ruolo chiave nel mantenere pulito e sicuro il tuo sistema digestivo, rimuovendo i composti che causano il cancro prima che possano causare serie problematiche. Una dieta vegetariana e una dieta vegana sono ricche di nutrienti, scarse di grassi saturi e trans-grassi.

4. Prevenzione dalle malattie cardiovascolari

Secondo l'American Heart Association, 83 milioni di americani hanno un qualche tipo di malattia cardiovascolare e molti dei fattori di rischio, inclusa l'obesità, sono alti. Una dieta a base vegetale che è povera di grassi aiuta a ridurre al minimo il colesterolo, porta alla perdita di peso e abbassa la pressione sanguigna. Questo può aiutare a prevenire attacchi di cuore.

5. Mantenimento del peso forma e della forma fisica

Secondo la Mayo Clinic, coloro che seguono una dieta a base vegetale, vegana o vegetariana di solito consumano meno calorie e hanno pesi corporei inferiori rispetto a quelli che non lo fanno. Tuttavia, una dieta a base di piante non è una garanzia di perdita di peso. Ti consiglio di mantenere basso il consumo di dolci e cibi fritti, scegliere cereali integrali, consumare una varietà di frutta e verdura e scegliere latticini senza grassi. Ricorda anche che il metodo di cottura conta. Quando possibile, scaldare, far bollire, grigliare o arrostire, piuttosto che friggere. La tua nuova dieta ti darà persino maggiore entusiasmo e soddisfazione durante l'attività fisica.

Come passare a una dieta vegetale

Ci sono modi per facilitare il passaggio a una dieta prevalentemente a base vegetale. Oltre a evitare semplicemente la carne, aumenta gradualmente il numero di cereali, frutta e verdura fino a quando la carne è la porzione più piccola del tuo pasto.

Dieta a basso contenuto di carboidrati

Le diete low-carb sono andate per la maggiore nell'ultimo decennio sfatando il mito che solo una dieta povera di grassi era lo strumento più efficace per raggiungere il proprio peso forma. Le diete povere di grassi hanno indotto l'uomo a mangiare cibi a basso contenuto di grassi con un maggiore contenuto di zucchero (zuccheri aggiunti). Questi contribuiscono all'aumento di peso, poiché il primo elemento che il corpo converte in grasso è lo zucchero. Quel grasso viene immagazzinato come energia per un uso futuro. I carboidrati, insieme allo zucchero, sono ciò che il corpo usa per bruciare come energia. Diminuendo la quantità di carboidrati giornalieri, raggiungerai presto i tuoi obiettivi di eliminazione dei chili di troppo.

Esempi di dieta a basso contenuto di carboidrati sono la South Beach, Atkins e Zone. In effetti, queste strategie dietetiche a basso contenuto di carboidrati riducono i tassi di insulina nel corpo. Ciò costringe il corpo a utilizzare il grasso per produrre energia. L'insulina è un ormone che indica al corpo di immagazzinare grasso. Inoltre, le diete ad alto contenuto di carboidrati stimolano il mangiare, che a sua volta stimola il mangiare ancora di più.

Nel 1965, il Navy Hospital di Oakland, in California, ha condotto uno studio. I partecipanti al test hanno sviluppato una dieta di 1000 calorie insieme a una dieta a basso contenuto di carboidrati e un'alta assunzione di grassi. Allo stesso tempo, un terzo gruppo di ricerca praticava il digiuno. Dopo un periodo di dieci giorni, è stato scoperto che le persone che hanno praticato la dieta a basso contenuto di carboidrati hanno perso più peso di coloro che erano a digiuno. Un effetto negativo di una dieta a basso contenuto di carboidrati è che riduce l'assunzione di fibre alimentari. Questo può portare a costipazione a meno che non vengano utilizzati integratori alimentari a base di fibre. Invece di cibi trasformati come cereali e cibi cotti al forno, è saggio mangiare cibi naturali come frutta e verdura per ottenere la dose giornaliera di carboidrati. Tali alimenti naturali tendono a fornire sostanze nutritive di migliore qualità rispetto agli alimenti trasformati.

La dieta Paleo

Il piano dietetico Paleo viene spesso definito come "Hunter-Gatherer Diet" e prende il nome dal fatto che tutti gli alimenti contenuti in questa dieta sono costituiti da cibi che l'uomo è in grado di cacciare o raccogliere. Carni e frutti di mare sono classificati nella categoria caccia, mentre, ad esempio, noci, verdure e frutta sono classificati come cibi che vengono raccolti.

Questa dieta deriva fondamentalmente dal fatto che i primi esseri umani, che non avevano accesso o conoscenza all'allevamento e all'agricoltura, avevano una dieta che consumava solo cibi che cacciavi o raccoglievi per te stesso. La dieta Paleo applica questa linea di pensiero in chiave moderna prediligendo determinati alimenti piuttosto che altri, maggiormente artificiali e raffinati.

Il fondamento di base del piano alimentare Paleo è che gli esseri umani sono geneticamente adatti a mangiare i cibi consumati dai nostri antenati prima dell'avvento dell'agricoltura.

Questo piano alimentare predilige alimenti ad alto valore nutrizionale come frutta e verdura, carni bianche, pesce e frutti di mare. Vengono esclusi i latticini, il consumo di sale e zucchero (consentito solo in modiche quantità) e cereali.

Lo stile di vita nutrizionale Paleo ha un seguito di atleti anche di fama internazionale per via del suo alto contenuto proteico. Grazie a cibi semplici come pollo, pesce, carni magre, frutta a guscio, frutta e verdura la dieta Paleo, è la dieta principe di ogni atleta, in quanto fornisce forza, crescita muscolare e fibre e riduce l'aumento di peso.

Uno dei motivi fondamentali per cui lo stile di vita della dieta Paleo è salutare è semplicemente perché riduci drasticamente tutti gli additivi e i conservanti artificiali, molti dei quali si sono dimostrati dannosi per la tua salute.

Questa dieta ha molti benefici per la salute. Non ultimo, è un potenziale sollievo per chi soffre di allergie a causa del fatto che la dieta Paleo è naturalmente priva di allergeni. Due delle principali cause di allergie comuni, il glutine e la caseina, si trovano comunemente negli alimenti trasformati. Se hai qualsiasi allergia e vuoi praticare il regime Paleo, trarrai delle piacevoli soddisfazioni.

La dieta Paleo è naturalmente povera di carboidrati e ha un basso contenuto calorico, è ricca di proteine, ed è ottima per la perdita di peso. È anche naturalmente ricca di fibre, che è un fattore cruciale nel mangiare e nel perdere peso. I bassi carboidrati combinati con gli alti livelli di fibre naturali durante questa dieta garantiscono una riduzione del rischio di malattie coronariche, diabete e altre malattie e disturbi legati al peso.

La dieta mediterranea

La dieta mediterranea comprende un vasto ventaglio di alimenti fra cui frutta, verdura, fagioli, noci, cereali, pane e altri cereali. Nella dieta mediterranea, frutta e verdura sono tradizionalmente coltivate localmente. Spesso vengono consumati frutta e verdura crude o minimamente lavorate. Questi contengono molte importanti vitamine e minerali e antiossidanti, necessari per una salute di ferro.

La fonte primaria di grassi per la dieta mediterranea è la forma di grassi monoinsaturi. L'olio d'oliva è un grasso monoinsaturo ed è una ricca fonte di antiossidanti come la vitamina E. Questo alimento è usato come alternativa al burro, alla margarina e ad altri grassi. Nella dieta mediterranea, l'olio d'oliva viene utilizzato con molta frequenza sia a crudo che per friggere altri alimenti.

La dieta mediterranea promuove un consumo moderato di carne (prediligendo le carni bianche rispetto a quelle rosse) e pesce.

Tonno, sgombro, salmone, trota, aringhe e sardine sono da preferire rispetto agli altri in quanto grande fonte di acidi grassi chiamati omega 3.

I prodotti lattiero-caseari vengono consumati in quantità medio-piccole. Questi provengono da una varietà di animali come capre, maiali, bufali, cavalli e vengono consumati principalmente in formaggi magri e yogurt.

La dieta mediterranea incoraggia il consumo di vino rosso, da basso a moderato, durante i pasti. Recenti studi hanno dimostrato che gli uomini e le donne la cui assunzione di alcol è limitata a massimo due bicchieri di vino vivono più a lungo delle persone astemie.

Evita qualsiasi verdura preparata con burro o salse preparate con panna. Mangia quotidianamente carboidrati con alto contenuto di fibre, cereali e pasta. Ciò include riso integrale, crusca, cereali e pane integrale. Dolci, pane bianco, biscotti, grissini ed eventuali carboidrati raffinati devono essere evitati.

L'assunzione di proteine deve essere povera di grassi saturi. La carne rossa prevede tagli magri, pollame senza pelle e latticini a basso contenuto di grassi (latte scremato, yogurt). Pancetta, salsicce e altre carni trasformate o ad alto contenuto di grassi dovrebbero essere evitate. Dovresti anche evitare il formaggio o il latte, che non ha pochi grassi.

Puoi anche mangiare, semi di lino, noci e spinaci 1-2 giorni alla settimana. Gli oli buoni sono usati per cucinare, condimenti per insalata e altri usi (olio extra vergine di oliva, olio di canola, olio di semi di lino). Evita gli oli omega-6 come mais, girasole, cartamo, soia e arachidi.

La dieta mediterranea si concentra su cibi integrali naturali. Ciò significa evitare fast food, cibi fritti, margarina, patatine fritte, crackers, prodotti da forno, ciambelle o qualsiasi alimento trasformato contenente acidi grassi trans.

Le diete in stile mediterraneo sono molto vicine alle linee guida dietetiche dell'American Heart Association e quindi previene il rischio di malattie cardio-vascolari.

La dieta DASH

E' uno dei piani dietetici più popolari oggi in circolazione negli Stati Uniti. Progettato dagli istituti sanitari nazionali del Dipartimento della salute e dei servizi umani degli U.S.A., questo programma dietetico si basa su dati nutrizionali.

DASH è l'acronimo di Dietary Approaches to Stop Hypertension, il cui obiettivo è ridurre i livelli di pressione sanguigna e conseguente ipertensione attraverso i cibi che mangi. L'ipertensione è spesso un problema che può essere facilmente evitato conducendo uno stile di vita basato su sane abitudini alimentari.

Avere una pressione sanguigna elevata è una cosa seria e può persino portare a malattie come la coronaropatia, il diabete, l'ictus e, infine, l'insufficienza cardiaca. Quasi il 33 percento degli uomini e delle donne ha attualmente ipertensione. Questo significa che un adulto su tre è iperteso, quindi è molto probabile che tu abbia amici o parenti affetti da questa malattia.

Una delle principali raccomandazioni è quella di ridurre il consumo di sodio (non solo il comune sale da cucina, ma cibi particolarmente salti come il formaggio) tra 2.300 e 1.500 mg al giorno.

Abbonda il consumo di frutta e verdura al giorno e elimina dolci e dessert.

Prediligi i cibi ricchi di fibre alimentari in alternativa ai carboidrati raffinati.

I prodotti lattiero-caseari a basso contenuto di grassi sono senza dubbio migliori rispetto ai cibi a base di latte intero.

Elimina completamente le bevande che contengono zucchero: sono veri e propri veleni per la tua salute.

La DASH presuppone un cambio drastico del tuo stile di vita accompagnando la dieta a un programma di fitness.

Fai esercizio fisico per almeno 30 minuti al giorno, tutti i giorni. Non devi necessariamente eseguire faticose routine in palestra: per ottenere buoni risultati puoi iniziare a fare delle camminate veloci di almeno mezz'ora tutti i giorni fino ad arrivare, a distanza di un mese, a un'ora di camminata a passo svelto (equivale a circa 10.000 passi) tutti i giorni. La tua salute ti ringrazierà!

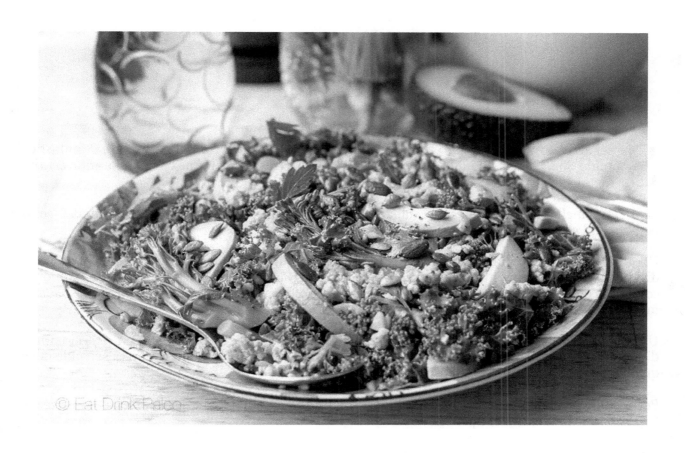

LE RICETTE SIRT

Se sei arrivato a questo punto, vuol dire che sei veramente determinato a sposare il fantastico mondo Sirt. Ho considerato le ricette più appetitose, fresche, genuine che non faranno sentire a dieta!

Le ricette includono i peperoncini tailandesi. Sono significativamente più piccanti dei soliti peperoncini se non li hai mai provati prima.

Un altro elemento fondamentale è il miso. E' una gustosa pasta di soia fermentata disponibile in diversi colori, generalmente bianco, giallo, rosso e marrone. Le paste di miso più dolci hanno un colore più chiaro di quelle scure, che possono essere molto salate. Il miso marrone o rosso si adatta meglio alle nostre ricette. Il miso rosso è più salato rispetto agli altri.

Un elemento cardine è il grano saraceno. Ti consiglio di lavarlo accuratamente in un setaccio prima di metterlo in una casseruola di acqua bollente. I tempi di cottura possono variare a seconda della qualità del prodotto, quindi attieniti alle istruzioni.

Per condire le pietanze personalmente preferisco il prezzemolo a foglia piatta, ma se non riesci a trovarlo, funziona anche il tipo riccio.

Cipolle, aglio e zenzero dovrebbero sempre essere sbucciati se non diversamente specificato.

Tutte le ricette sono senza sale e pepe, tuttavia puoi sentirti libero di condire con sale marino (piccolissime quantità) e pepe nero per soddisfare il tuo palato. Ti svelo un segreto: abbina sempre il pepe nero alla curcuma: contribuirà ad aumentare l'assorbimento del principale nutriente che attiva le sirtuine, la curcumina.

GAMBERI ASIATICI STIR-FRY CON NOODLES DI GRANO SARACENO

Per 1 persona

150 g di gamberetti jumbo crudi sgusciati,

2 cucchiaini di salsa di soia

2 cucchiaini di olio extra vergine di oliva

75 g di soba (pasta di grano saraceno)

2 spicchi d'aglio ben tritati

1 peperoncino tailandese, tritato finemente

1 cucchiaino di zenzero fresco, tritato finemente

20 g di cipolle rosse, affettate

Metti i gamberi su un vassoio.

Cuocere i noodles per 5-8 minuti in acqua bollente o come indicato sulla confezione. Scolare e mettere via.

Nel frattempo, versa l'olio a fuoco medio-alto, friggi l'aglio, peperoncino, zenzero, cipolla rossa, sedano (ma non le foglie), fagioli verdi e cavolo per 2-3 minuti. Aggiungi il brodo e porta a ebollizione, quindi cuoci per un minuto o due fino a cottura.

Versa i gamberetti, i noodles e le foglie di sedano nella padella, porta a ebollizione, quindi rimuovi dal fuoco e servi.

SCALOPPINE DI TACCHINO CON BASILICO, CAPPERI, PREZZEMOLO E CAVOLFIORE SPEZIATO "COUS-COUS"

Per 1 persona

Le cotolette sottili sono le migliori. Puoi usare un batticarne o un mattarello per battere la bistecca fino a quando non ha uno spessore di circa 5 mm, a seconda di quanto è spesso il petto.

150 g di cavolfiore, tritato grossolanamente

2 spicchi d'aglio, ben tritati

40 g di cipolla rossa, ben tritata

1 peperoncino tailandese, ben tritato

1 cucchiaino di zenzero fresco, ben tritato

2 cucchiai di olio extra vergine di oliva

2 cucchiaini di curcuma in polvere

30 g di pomodori secchi, ben tritati

10 g di prezzemolo fresco, tritato

Cotoletta di tacchino da 150 g

1 cucchiaino di salvia secca

succo di 1/4 di limone

1 cucchiaio di capperi

Metti il cavolfiore crudo in un robot da cucina per preparare il "Couscous" con la funzione "pulse" di 2 secondi fino a quando non raggiunge una consistenza poltigliosa. In alternativa, basta usare un coltello e tagliarlo accuratamente.

In 1 cucchiaino di olio, friggi l'aglio, la cipolla rossa, il peperoncino e lo zenzero fino a renderli morbidi ma non dorati. Aggiungi la curcuma e il cavolfiore e cuoci a fuoco lento per 1 minuto. Togli dal fuoco e aggiungi i pomodori che sono stati essiccati al sole e metà prezzemolo.

Copri la scaloppina di tacchino nella salvia e un po' d'olio, quindi friggi in una padella a fuoco medio per 5-6 minuti usando l'olio rimanente, girando regolarmente.

Aggiungi il succo di limone, il prezzemolo rimanente, i capperi e 1 cucchiaio di acqua nella padella quando cotti. Questo produrrà una salsa per servire il cavolfiore.

KALE E CIPOLLA ROSSA CON GRANO SARACENO

Per 1 persona

1 cucchiaino di olio extra vergine di oliva

1 cucchiaino di semi di senape

40 g di cipolla rossa, ben tritata

2 spicchi d'aglio, ben tritati

1 cucchiaino di zenzero fresco, ben tritato

1 peperoncino tailandese, ben tritato

1 cucchiaino di polvere di curry delicata (media o morbida, se preferisci)

2 cucchiaini di curcuma in polvere

300 ml di brodo vegetale o acqua

40 gr di lenticchie rosse sciacquate

50 gr di cavolo tritato

50 ml di latte di cocco in scatola

50 gr di grano saraceno

Scaldare l'olio a fuoco medio in una casseruola media e aggiungere i semi di senape.

Quando i semi di senape vanno a temperatura, aggiungi la cipolla, l'aglio, lo zenzero e il peperoncino. Cuoci per circa 10 minuti.

Aggiungi la polvere di curry alla curcuma e cuoci le spezie per qualche minuto. Mescola il brodo e porta a ebollizione. Aggiungi le lenticchie alla casseruola e cuoci a fuoco lento per altri 25-30 minuti fino a quando le lenticchie.

Unisci il latte di cocco al cavolo e cuoci per altri 5 minuti.

Nel frattempo, cuoci il grano saraceno con il rimanente cucchiaio di curcuma, secondo le istruzioni sulla confezione. Scola il tutto.

HARISSA AL FORNO CON CAVOLFIORE "COUSCOUS"

Per 1 persona

60gr di peperone dolce rosso

1 peperoncino tailandese diviso in due

2 spicchi d'aglio

1 cucchiaio di olio extra vergine di oliva

un pizzico di cumino macinato

un pizzico di coriandolo macinato

succo di ¼ di limone

200 gr di tofu

200 gr di cavolfiore, tritate grossolanamente

40 gr di cipolla rossa, tritata finemente

1 cucchiaino di zenzero fresco ben tritato

30 gr di pomodori secchi, tritati finemente

20 gr di prezzemolo, tritato

Riscaldare il forno a 200C.

Taglia il peperone intorno al centro, in modo da avere delle belle fette, rimuovere eventuali semi, quindi mettere il peperoncino e uno degli spicchi d'aglio in una teglia. Aggiungi un po' d'olio, il cumino e il coriandolo essiccati e arrostisci per 15-20 minuti nel forno fino a quando i peperoni sono morbidi ma non troppo caldi. (Lasciare il forno acceso con questa impostazione). Raffredda, quindi mescola con il succo di limone in un robot da cucina.

Taglia il tofu in senso longitudinale, quindi taglia in diagonale ogni metà in triangoli. Metti in una teglia antiaderente o una foderata con carta pergamena e arrostisci per 20 minuti nel forno: il tofu diventerà rosso scuro.

Metti il cavolfiore crudo in un robot da cucina per fare il "couscous". In alternativa, basta usare un coltello e tagliarlo accuratamente.

In 1 cucchiaino di olio, friggi l'aglio, la cipolla rossa e lo zenzero, fino a quando non diventano morbidi ma non dorati, quindi aggiungi la curcuma e il cavolfiore e cuoci per 1 minuto.

Togli dal fuoco e mescola i pomodori e il prezzemolo. Servi il tutto con il tofu.

FILETTO DI SALMONE CARAMELLATO CON INSALATA DI INDIVIA RUCOLA E SEDANO

Per 1 persona

10 g di prezzemolo

1 limone

1 cucchiaio di trucchi

1 spicchio d'aglio, generalmente tagliato

1 cucchiaio di olio extra vergine di oliva

1 avocado tagliato a dadini

100 gr di pomodorini ciliegia

20 gr di cipolla rossa, tagliata delicatamente

50 gr di rucola

5 gr di foglie di sedano

150 gr di filetto di salmone senza pelle

2 cucchiaini di zucchero di canna

70 gr di indivia, divisa longitudinalmente

Metti il prezzemolo, il succo di limone, i capperi, l'aglio e 2 cucchiaini di olio in un robot da cucina o in un frullatore fino a che arrivi ad una buona consistenza.

Per l'insalata, aggiungi le foglie di avocado, pomodoro, cipolla rossa, rucola e sedano.

Scalda una casseruola a fuoco alto. Strofina il salmone in un filo d'olio e scottalo nella padella calda per caramellare l'esterno per circa un minuto. Trasferisci su una teglia e metti in forno per 5-6 minuti fino a cottura; riduci il tempo di cottura di 2 minuti se desideri che l'interno del pesce sia rosa. Nel frattempo, pulisci la padella e rimettila a fuoco vivo. Mescola lo zucchero di canna con il cucchiaino di olio rimasto e cospargi sui lati l'indivia. Metti i lati tagliati dell'indivia nella padella calda e cuoci per 2 o 3 minuti fino a quando saranno teneri e perfettamente caramellati. Getta l'insalata nel condimento e servi l'indivia con il salmone.

STUFATO ALLA FRANCESE

Per 1 persona

1 cucchiaio di olio extra vergine di oliva

50 gr di cipolla rossa, finemente tagliata

30 gr di carota, sbucciata e finemente tagliata

30 gr di sedano, tagliato finemente

2 spicchi d'aglio, finemente tagliati

1/2 stufato di fagioli tailandesi, tagliato finemente (discrezionale)

1 cucchiaino di "erbe della Provenza"

200 ml di brodo vegetale

1 lattina da 400 gr di pomodori italiani tagliati

1 cucchiaino di passata di pomodoro

130 gr di fagioli in scatola

50 gr di cavolo

1 cucchiaio di prezzemolo

40 gr di grano saraceno

Mescola il brodo, i pomodori e la purea di pomodori e portare ad ebollizione. Aggiungi i fagioli e cuoci per 30 minuti. Aggiungi il cavolo e cuoci per altri 5-10 minuti, quindi aggiungi il prezzemolo fino a quando diventa tenero. Nel frattempo, secondo le istruzioni sulla confezione, cuoci il grano saraceno, scolalo e quindi servi con lo stufato.

TABBOULEH CON GRANO SARACENO E FRAGOLE

Per 1 persona

50 gr Grano saraceno

1 cucchiaio di curcuma in polvere

80 gr di avocado

65 gr di pomodoro

20 gr cipolla rossa

25 gr di datteri Medjool, denocciolati

30 gr di prezzemolo

100 gr di fragole

1 cucchiaio di succo di olio extra vergine di oliva

1 limone

30 gr di rucola

Cuoci il grano saraceno con la curcuma.

Metti da parte per raffreddare.

Trita sottilmente l'avocado, il pomodoro, la cipolla rossa, i datteri, i capperi e il prezzemolo e unisci il grano saraceno. Taglia le fragole e mescola delicatamente l'olio e il succo di limone nell'insalata. Servili su un tavolo di rucola.

BACCALÀ E MISO AL FORNO CON VERDURE E SESAMO

SERVIZI 1

20 gr di miso

1 cucchiaio di mirin

1 cucchiaio di olio extra vergine di oliva

1 filetto di merluzzo senza pelle da 200 gr

20 gr di cipolla rossa, tagliata

40 gr di sedano, tagliato

1 spicchio d'aglio, finemente tritato

1 cucchiaino di zenzero tritato

60 gr di fagiolini

50 gr di cavolo

1 cucchiaino di semi di sesamo

5 gr di prezzemolo tagliuzzato

1 cucchiaio di tamari (o salsa di soia)

40 gr di grano saraceno

1 cucchiaino di curcuma in polvere

Cuoci il merluzzo per circa dieci minuti.

Nel frattempo, riscalda l'olio rimanente in una padella larga o wok. Soffriggi la cipolla per alcuni minuti, quindi aggiungi il sedano, l'aglio, il peperoncino, lo zenzero, i fagiolini e il cavolo. Mescola e friggi fino a quando saranno teneri e cotti. Per facilitare il processo di cottura, potrebbe essere necessario aggiungere un po' d'acqua nella padella.

Cuoci il grano saraceno insieme alla curcuma secondo le istruzioni sulla confezione.

Al soffritto aggiungi i semi di sesamo, il prezzemolo e il tamari e servire con grano saraceno e il baccalà.

SOBA (NOODLES DI GRANO SARACENO) IN UN BRODO MISO CON TOFU, SEDE E KALE

SERVIZI 1

75 g di soba (pasta di grano saraceno)

1 cucchiaio di olio extra vergine di oliva

20 gr di cipolla rossa, tagliata

1 spicchio d'aglio, finemente tagliato

1 cucchiaino di zenzero tagliato finemente

300 ml di brodo vegetale

30gr miso

50 gr di cavolo, tagliato

50 gr di sedano, tagliato e 1 cucchiaino di semi di sesamo

100 gr di tofu

1 cucchiaino di tamari o salsa di soia

In una casseruola, scalda l'olio; aggiungi le cipolle, l'aglio e lo zenzero e friggi nell'olio a fuoco medio. Mescola il brodo e il miso e porta a ebollizione.

Aggiungi il cavolo nero e il sedano al brodo di miso e cuoci delicatamente per 5 minuti (cerca di non far bollire il miso, per non compromettere il sapore. Potrebbe essere necessario aggiungere un po' 'più di brodo come necessario).

Aggiungi i noodles cotti e i semi di sesamo e lascia scaldare il tofu. Se lo si desidera, servire in una ciotola condita con un cucchiaino di tamari o di salsa di soia.

SUPER INSALATA SIRT

SERVIZI 1

50 gr di rucola

50 gr di foglie di indivia

100 gr di salmone affumicato

80 gr di avocado, sbucciato e tagliato a fette

50 gr di sedano comprese le foglie, tagliato

20 gr di cipolla rossa, tagliata

15 gr di noci pecan, a scaglie

1 dattero Medjoo

1 cucchiaio di olio extra vergine di oliva

succo di 1/2 limone

10 gr di prezzemolo, tagliato

Variante

Sostituisci il salmone affumicato con 100 gr di lenticchie verdi in scatola o lenticchie Le Puy cotte per una super insalata di lenticchie Sirt.

Sostituisci il salmone affumicato con un petto di pollo cotto a fette per una super insalata di pollo Sirt. Basta sostituire il salmone affumicato con tonno in scatola (in acqua o olio, come preferito) per una super insalata di tonno Sirt.

MANZO ALLA GRIGLIA CON VINO ROSSO, ANELLI DI CIPOLLA, KALE DI AGLIO E PATATE ALLE ERBE

SERVIZI 1

100 gr di patate, pelate e tagliate a dadini di 2 cm.

1 cucchiaio di olio extra vergine di oliva

5 gr di prezzemolo, tritato finemente

50 gr di cipolla rossa, tagliata a rondelle

1500 gr di cavolo, tagliato

2 spicchi d'aglio, finemente tritati

180 gr di filetto di cane di manzo

3 cucchiai (40 ml) di vino rosso

150 ml di brodo di carne

1 cucchiaino di passata di pomodoro

1 cucchiaino di colla di mais, diluito in 1 cucchiaio di acqua

Riscalda il forno a 220 ° C.

Metti le patate in una pentola piena di acqua, riscaldale fino al punto di ebollizione e cuoci per 4-5 minuti. Aggiungi 1 cucchiaino di olio e fai grigliare per 35 / 45 minuti. Gira le patate a intervalli regolari per garantire la cottura uniforme. Togli dal fuoco, cospargi con il prezzemolo tritato e mescola bene.

Friggi la cipolla in 1 cucchiaino di olio a fuoco medio per 5-7 minuti.

Cuoci a vapore il cavolo per 2-3 minuti. Friggi delicatamente l'aglio in 1/2 cucchiaino di olio, fino a quando non è delicato ma non caramellato. Aggiungi quindi il cavolo e friggi per 1 o 2 minuti in più, fino a quando diventa delicato.

Riscalda una piastra resistente al forno. Aggiungi la carne e 1/2 cucchiaino di olio in una nella padella calda a fuoco medio-alto a seconda della cottura che più ti piace della carne.

Togli la carne e mettila da parte per riposare. Aggiungi il vino alla padella calda: stufalo per diminuire considerevolmente il vino, fino a quando diventa dolce e concentrato.

Aggiungi il brodo e la passata di pomodoro nella padella e scalda fino al punto di ebollizione; a quel punto, aggiungi la colla di mais per addensare la salsa, includendola un po' alla volta fino a ottenere la consistenza ideale. Presenta il tutto con le patate alla griglia, il cavolo nero, gli anelli di cipolla e la salsa al vino rosso.

FAGIOLI SAPORITI CON PATATE AL FORNO

SERVIZI 1

40 gr di cipolla rossa, finemente tagliata

1 cucchiaino di zenzero tagliato finemente

2 spicchi d'aglio, finemente tagliati

1 stufato di fagioli tailandesi, tagliato finemente

1 cucchiaino di olio extra vergine di oliva

1 cucchiaino di curcuma in polvere

1 cucchiaino di cumino macinato

1 manciata di chiodi di garofano macinati

1 manciata di cannella in polvere

1 patata media

200 gr di pomodori tagliati in scatola

1 cucchiaino di zucchero colorato terroso

50 gr di pepe rosso, animato, semi evacuati e generalmente tagliati

150 ml di brodo vegetale

1 cucchiaio di cacao in polvere

1 cucchiaino di semi di sesamo

2 cucchiaini di frutta secca

150 gr di fagioli in scatola

5 gr di prezzemolo, tagliato

Riscalda il forno a 200 gradi.

Friggi la cipolla, lo zenzero, l'aglio e lo stufato di fagioli nell'olio in una padella media a fuoco medio per circa 10 minuti. Includi i sapori e cuoci per altri 2 minuti.

Metti la patata nel forno caldo e scalda per 45 / 60 minuti, fino a quando si ammorbidisce al centro

Nel frattempo, sposta i pomodori, lo zucchero, il peperoncino, il brodo, il cacao in polvere, i semi di sesamo, la crema di noci e i fagioli nella pentola e stufali delicatamente per 45 minuti

Cospargi con il prezzemolo. Taglia la patata al centro e servi il tutto.

OMELETTE SIRT

SERVIZI 1

50 gr di pancetta affumicata tagliata

3 uova medie

35 gr di indivia rossa, tagliata delicatamente

5 gr di prezzemolo, tritato finemente

1 cucchiaino di curcuma

1 cucchiaino di olio extra vergine di oliva

Riscalda una padella antiaderente. Taglia la pancetta a strisce e cuoci a fuoco alto. Non è necessario includere olio in quanto la pancetta è sufficientemente grassa. Espelli dalla padella e posiziona su un tovagliolo di carta per assorbire l'abbondanza di grasso. Pulisci la padella.

Sbatti le uova e mescola con l'indivia, il prezzemolo e la curcuma. Taglia la pancetta cotta e mescola con le uova.

Riscalda l'olio nella piastra: il contenitore dovrebbe essere caldo. Includi il composto di uova e, utilizzando una spatola, spostalo nel contenitore. Mantieni in movimento i pezzetti di uovo cotto e fai roteare l'uovo crudo attorno al piatto fino a quando la frittata è uniforme. Diminuisci il calore e lascia che la frittata si alzi. Aiutati con la spatola attorno ai bordi, piega la frittata in parti uguali.

PETTO DI POLLO CON PESTO DI NOCI, PREZZEMOLO E INSALATA DI CIPOLLA ROSSA

SERVIZI 1

15 gr di prezzemolo

15 gr di noci Pecan

15 gr di parmigiano grattugiato

1 cucchiaio di olio extra vergine di oliva

succo di 1/2 limone

50 ml di acqua

150 gr di petto di pollo senza pelle

20 gr di cipolle rosse, tagliate finemente

1 cucchiaino di aceto di vino rosso

35 gr di rucola

100 gr di pomodorini

1 cucchiaino di aceto balsamico

Per preparare il pesto, metti il prezzemolo, le noci pecan, il parmigiano, l'olio d'oliva, il succo di limone e un po' d'acqua in un robot da cucina o in un frullatore e mescola fino ad ottenere un composto uniforme. Aggiungi più acqua lentamente fino a ottenere la consistenza preferita.

Marina il petto di pollo in 1 cucchiaio di pesto e del limone per 30 / 45 minuti.

Friggere il pollo su entrambi i lati; a quel punto, sposta il piatto sulla griglia o sul forno a 200 gradi e cuoci per 8 minuti fino a cottura ultimata.

Marina le cipolle nell'aceto di vino rosso per 5-10 minuti. Aggiungi il composto.

Nel momento in cui il pollo è cotto, espellilo dalla griglia, mettici sopra un altro cucchiaio di pesto e lascia che il calore del pollo dissolva il pesto. Lascia riposare per 5 minuti prima di servire.

Unisci la rucola, i pomodori e la cipolla e cospargi con l'aceto balsamico.

INSALATA WALDORF

SERVIZI 1

100 gr di sedano comprese le foglie, tagliato

50 gr di mela, tagliata

50 gr di noci Pecan, tagliate

10 gr di cipolla rossa, tagliata

5 gr di prezzemolo, tagliato

1 cucchiaio di olio extra vergine di oliva

1 cucchiaino di aceto balsamico

Succo di 1 limone

1/4 cucchiaino di senape di Digione

50 gr di rucola

300 gr di indivia

Frulla il sedano e le sue foglie, mela, noci pecan e cipolla con prezzemolo.

In una ciotola, unisci l'olio, l'aceto, il succo di limone e la senape per preparare il condimento.

Servi il sedano, la rucola e l'indivia e cospargere con il condimento.

MELANZANE CON NOCI, PESTO DI PREZZEMOLO E INSALATA DI POMODORO

SERVIZI 1

20 gr di prezzemolo

20 gr di noci Pecan

20 gr di Cheddar o parmigiano

1 cucchiaio di olio extra vergine di oliva

Succo di 1 limone

50 ml di acqua

1 melanzana piccola (circa 150 gr), in quarti

20 gr di cipolle rosse tagliate

5 ml di aceto di vino rosso

35 gr di rucola

100 gr di pomodorini ciliegia

1 cucchiaino (5 ml) di aceto balsamico

Riscalda il forno a 200 gradi

Per preparare il pesto, metti il prezzemolo, le noci pecan, il parmigiano, l'olio d'oliva e il succo di limone in un robot da cucina o in un frullatore e mescola fino ad ottenere un composto uniforme. Includi l'acqua a poco a poco fino a quando non raggiungi la giusta consistenza

Spennellate le melanzane con un po' di pesto, il resto dovrà essere servito singolarmente. Metti al forno per 25-30 minuti, fino a quando la melanzana è di colore terra brillante e delicata.

Nel frattempo, spargi la cipolla rossa con l'aceto di vino rosso e mettila in un posto sicuro: ciò renderà più molle la cipolla, migliorandola.

Unisci la rucola, i pomodori e la cipolla bagnando l'aceto balsamico sul piatto di verdure miste.

SMOOTHIE SIRT

SERVIZI 1

100 gr di yogurt greco normale

6 noci Pecan

8 a 10 fragole medie

20 gr di cioccolato fondante (almeno 85% di cacao)

1 dattero Medjool snocciolato

1/4 di cucchiaino di curcuma in polvere

200 ml di latte di mandorle senza zucchero

Frulla il tutto e otterrai un fantastico Smoothie Sirt.

PITA DI GRANO INTEGRALE

SERVIZI 1

Le pite integrali sono degli elementi deliziosi nella dieta Sirt.

Per un'opzione di carne

80 gr di carne di tacchino, tagliata

20gr di formaggio Cheddar, tagliato a dadini

35 gr di cetrioli, tagliati a dadini

35 gr di cipolla rossa

25 gr di rucola tagliata da 1 oncia, tritata

15 gr di noci pecan

Per il condimento di carne

1 cucchiaio di olio extra vergine di oliva

1 cucchiaio di aceto balsamico e succo di limone

Per un'opzione vegana

2 o 3 cucchiai di hummus

35 gr di cetrioli, tagliati a dadini

35 gr di cipolla rossa

25 gr di rucola, tagliata

15 gr di noci pecan, generalmente tagliate

Per il condimento vegano

1 cucchiaio di olio extra vergine di oliva di succo di limone

ZUCCA VIOLINA, DATTERI E GRANO SARACENO

Per 4 persone

3 cucchiaini di olio extra vergine di oliva

1 cipolla rossa, tagliata finemente

1 cucchiaio di zenzero tagliato finemente

4 spicchi d'aglio, finemente tagliati

2 peperoncini tailandesi, tagliati finemente

1 cucchiaio di cumino macinato

1 stecca di cannella

2 cucchiai di curcuma in polvere

400 gr di pomodori a pezzi

300 ml di brodo vegetale

100 gr di datteri Medjool, scavati e incisi

400 gr di ceci

500 gr di zucca, tagliata a pezzi

200 gr di grano saraceno

5 gr di coriandolo

10 gr di prezzemolo tritato

Riscalda il forno a 200 gradi

Friggi la cipolla, lo zenzero, l'aglio e lo stufato in due cucchiaini di olio per 2-3 minuti. Includi il cumino e la cannella e 1 cucchiaio di curcuma e cuoci per altri 1 o 2 minuti.

Includi pomodori, brodo, datteri e ceci per 45 / 60 minuti. Potrebbe essere necessario includere un po' d'acqua ogni tanto, per ottenere una consistenza densa e aderente e per garantire che la padella non si asciughi.

Metti la zucca in un piatto di cottura, mescola con il resto dell'olio per 30 minuti fino a quando delicati e arrostiti ai bordi.

Cuoci il grano saraceno con la curcuma.

Aggiungi la zucca cotta insieme a coriandolo e prezzemolo e presentala con il grano saraceno.

FAGIOLI DI MARGARINA E MISO CON BASTONCINI DI SEDENO E AVENA

Per 4 persone

400 gr di fagioli di margarina

3 cucchiai di olio extra vergine di oliva

2 cucchiai di miso color terra

½ limone, spremuto

scalogno medio, tagliato e finemente tagliato

1 spicchio d'aglio, schiacciato

1/4 Stufato tailandese, tagliato finemente

Sedano tagliato a bastoncini

Avena

Fondamentalmente, pesta i sette ingredienti iniziali con uno schiacciapatate fino a ottenere una miscela uniforme.

Completa il tutto con bastoncini di sedano e avena.

YOGURT CON BACCHE MISTE, NOCI TAGLIATE E CIOCCOLATO FONDENTE

SERVIZI 1

125 gr di bacche miscelate

150 gr di yogurt greco normale

25 gr di noci Pecan

10 gr di cioccolato fondente (almeno 85% di cacao), macinato

Aggiungi le tue bacche preferite in una ciotola e aggiungi lo yogurt.

Cospargi con noci pecan e cioccolato.

POLLO AL CURRY CON CAVOLO E PATATE

Per 4 persone

200 gr di petto di pollo senza pelle, disossato, tagliato a pezzetti

4 cucchiai di olio extra vergine di oliva

3 cucchiai di curcuma in polvere

2 cipolle rosse, tagliate

2 peperoncini tailandesi

3 spicchi d'aglio finemente tritati

1 cucchiaio di zenzero finemente tagliato

1 cucchiaio di polvere di curry

400 gr di pomodori

500 ml di brodo di pollo

200 ml di latte di cocco

2 scatole di cardamomo

1 stecca di cannella

600g di patate

10 g di prezzemolo, tagliato

175 gr di cavolo tagliato

5 g di coriandolo, tagliato

Unisci al pollo 1 cucchiaino di olio e 1 cucchiaio di curcuma. Lasciare marinare per 30 minuti.

Friggi il pollo a fuoco vivo (dovrebbe esserci olio sufficiente nella marinata per cuocere il pollo) per 4 o 5 minuti fino a quando non sarà scottato, a quel punto metti in un luogo sicuro.

Riscalda 1 cucchiaio di olio nella padella a fuoco medio e inserisci la cipolla, lo stufato, l'aglio e lo zenzero. Friggi per circa 10 minuti, a quel punto, aggiungi la polvere di curry e un altro cucchiaio di curcuma. Cuoci per altri 1 o 2 minuti. Aggiungi i pomodori alla padella; a quel punto, lasciali cuocere

69

per altri 2 minuti. Includi brodo, latte di cocco, cardamomo e la stecca di cannella e lascia in umido per 45 minuti. Controlla a intervalli costanti per assicurarti che non si asciughi, potrebbe essere necessario includere sempre più brodo.

Riscalda il forno a 220 gradi. Mentre il curry è in umido, pela le patate e tagliale a pezzetti. Metti un cucchiaio di curcuma in acqua e fai bollire per 5 minuti. Lascia asciugare al vapore per 10 minuti. Metti il tutto in una padella bollente per 30 minuti o fino a quando il colore è brillante e fresco. Una volta pronto, unisci il prezzemolo.

Quando il curry raggiunge la consistenza necessaria, aggiungi il cavolo, il pollo cotto e il coriandolo e cuoci per altri 5 minuti.

UOVA STRAPAZZATE E SPEZIATE

SERVIZI 1

1 cucchiaino di olio extra vergine di oliva

20 gr di cipolla rossa, finemente tagliata

½ peperoncino tailandese, tritato finemente

3 uova medie

50 ml di latte

1 cucchiaino di curcuma in polvere

5 gr di prezzemolo, tagliato finemente

Riscalda l'olio in una piastra e friggi la cipolla rossa.

Sbatti insieme le uova, il latte, la curcuma e il prezzemolo. Aggiungi alla padella calda e continua a cuocere a fuoco medio-basso, spostando continuamente il composto di uova attorno al piatto per rimescolarlo. Nel punto in cui hai raggiunto la consistenza ideale, servi.

CHILI CON CARNE SIRT

Per 4 persone

1 cipolla rossa, finemente tagliata

3 spicchi d'aglio, finemente tagliati

2 peperoncini tailandesi, tagliati finemente

1 cucchiaio di olio extra vergine di oliva

1 cucchiaio di cumino macinato

1 cucchiaio di curcuma in polvere

450 gr di hamburger macinato magro (5% di grassi)

150 ml di vino rosso

1 peperone rosso, chiaramente eliminando i semi e tagliato a pezzi piccoli

400 g di pomodori

1 cucchiaio di passata di pomodoro

1 cucchiaio di cacao in polvere

150 gr di fagioli in scatola

300 ml di brodo di carne

5 gr di coriandolo

5 gr di prezzemolo, tritato

160 gr di grano saraceno

In una pentola, friggi la cipolla, l'aglio e lo stufato di fagioli nell'olio a fuoco medio per 2-3 minuti, a quel punto includi i sapori e cuoci per un altro po'. Includi l'hamburger macinato e cuoci per 2-3 minuti a fuoco medio-alto fino a quando la carne è piacevolmente caramellata ovunque. Includi il vino rosso e lascialo sfumare per ridurlo significativamente.

Includi il peperone, i pomodori, la passata di pomodoro, il cacao, i fagioli e il brodo e lasciare in umido per 60 minuti. Di tanto in tanto dovresti aggiungere un po' d'acqua per ottenere la giusta consistenza. Non molto tempo prima di servire, mescola le erbe tritate.

Nel frattempo, cuoci il grano saraceno come indicato dalle linee guida della confezione e servi con lo stufato.

FUNGHI E TOFU STRAPAZZATO

SERVIZI 1

100 gr di tofu extra-rm

1 cucchiaino di curcuma in polvere

1 cucchiaino di curry giallo in polvere

20gr di cavolo, tagliato

1 cucchiaino di olio extra vergine di oliva

20 gr di cipolla rossa, tagliata

½ stufato di fagioli tailandesi

50 gr di funghi, tagliati

5 gr di prezzemolo, tagliato finemente

Racchiudi il tofu con la carta assorbente.

Mescola la curcuma e il curry in polvere e aggiungi un po' d'acqua fino a quando non hai realizzato un impasto uniforme. Cuoci il cavolo a vapore per 2-3 minuti.

Riscalda l'olio in una padella a fuoco medio e friggi la cipolla, lo stufato e i funghi per 2-3 minuti fino a quando non iniziano a rosolare.

Taglia il tofu in pezzetti e aggiungili al contenitore, versa la miscela aromatizzante sopra il tofu e mescola completamente. Cuoci a fuoco medio per 2-3 minuti in modo che i sapori siano cotti e il tofu abbia iniziato a dorare. Aggiungi il cavolo e continua a cuocere a fuoco medio. Alla fine, aggiungi il prezzemolo, mescola bene e servi.

OMELET DI INSALATA

Ingredienti

2 uova medie

100 g di salmone affumicato, affettato

1/2 cucchiaino di capperi

10 g di rucola, tritata

1 cucchiaino di prezzemolo, tritato

1 cucchiaino di olio extravergine d'oliva

Indicazioni

Rompi le uova in una ciotola e sbatti bene. Aggiungi il salmone, i capperi, la rucola e il prezzemolo.

Scalda l'olio d'oliva in una padella antiaderente fino a quando non è sufficientemente calda. Aggiungi il composto di uova e, usando una spatola, sposta il composto intorno alla padella fino a quando non è uniforme. Diminuisci l'intensità del fuoco e lascia cuocere la frittata. Fai scorrere la spatola attorno ai bordi e piega la frittata a metà per poterla servire.

SHAKSHUKA SIRT

Ingredienti

1 cucchiaino di olio extravergine d'oliva

40 g di cipolla rossa, tritata finemente

1 spicchio d'aglio, tritato finemente

30 g di sedano, tritato finemente

1 peperoncino, tritato

1 cucchiaino di cumino in polvere

1 cucchiaino di curcuma in polvere

400 g di pomodori in scatola tritati

30 g di cavolo tagliato grossolanamente

2 uova di media portata

Indicazioni

Scalda a fuoco medio-basso una padella profonda. Aggiungi l'olio e friggi per 1-2 minuti la cipolla, l'aglio, il sedano, il peperoncino e le spezie.

Aggiungi i pomodori, quindi lascia bollire delicatamente la salsa, mescolando periodicamente per 20 minuti.

Mescola il cavolo e cuoci per altri 5 minuti. Quando la salsa diventa troppo densa, aggiungi un po' d'acqua. Mescola il prezzemolo.

Prepara due piccoli pozzetti nella salsa e rompi ogni uovo. Riduci la fiamma al livello più basso. Lascia cuocere le uova per 10-12 minuti. Cuoci per altri 3-4 minuti se preferisci i tuorli solidi. Servi subito, preferibilmente direttamente dalla padella.

POLLO CON SALSA DI SATAY

Ingredienti

150 g petto di pollo, tagliato a pezzi

1 cucchiaino di curcuma

50 gr di grano saraceno

30 g di cavolo nero, steli tolti e affettati

30 g di sedano affettato

4 mezze noci, affettate per guarnire

20 g Cipolla rossa, a dadini

1 spicchio d'aglio tritato

1 cucchiaio di olio extra vergine di oliva

1 cucchiaino di curry

50 ml di brodo di pollo

150 ml di latte di cocco

15 gr di coriandolo, Tagliato

Indicazioni

Mescola il pollo con la curcuma e l'olio d'oliva e mettilo da parte per marinare per circa 30 / 45 minuti.

Cuoci il grano saraceno secondo le istruzioni sulla confezione, aggiungendo il cavolo e il sedano al tempo di cottura negli ultimi 5-7 minuti. Scola il tutto.

Per la salsa, friggi delicatamente la cipolla rossa e l'aglio nell'olio d'oliva fino a quando diventano morbidi per 2-3 minuti. Mescola le spezie e cuoci per un altro minuto. Aggiungi il latte di cocco e il brodo e porta a ebollizione. Riduci il calore e cuoci per 8-10 minuti o fino a quando il composto sarà cremoso e morbido.

Aggiungi il pollo mentre la salsa sta cuocendo a fuoco lento e mettili sotto la griglia calda per 10 minuti, girandoli dopo 5 minuti.

Mescola il coriandolo nella salsa.

PORRIDGE CON DATTERI E NOCI

Ingredienti

200 ml di latte o alternativa senza latte

1 dattero Medjool, tritato

35 g di fiocchi di grano saraceno

4 mezze noci tritate

50 gr di fragole sbucciate,

Indicazioni

Metti il latte e i datteri in una casseruola e scalda delicatamente. Quindi aggiungi i fiocchi di grano saraceno e cuoci fino a quando il porridge raggiunge la giusta consistenza.

Mescola le noci, aggiungi le fragole.

Ora è tutto pronto per poter servire questa gustosa pietanza.

LENTICCHIE PUY BRASATE

Ingredienti

8 pomodorini ciliegia,

2 cucchiaini di olio extra vergine di oliva

40 g di cipolla rossa affettata sottilmente

1 spicchio d'aglio, tritato finemente

40 g di sedano, a fettine sottili

40 g Carote, tagliate sottili e sbucciate

1 cucchiaino di peperoncino

1 cucchiaino di timo (secco o fresco)

75 g di lenticchie Puy

220 ml di brodo vegetale

50 g di cavolo, tritato grossolanamente

20 g di rucola

Indicazioni

Riscalda il forno a 120 gradi.

Metti i pomodori in una piccola teglia e cuocili in forno per 35–45 minuti.

Scalda una casseruola a fuoco medio-basso. Aggiungi 1 cucchiaino di olio d'oliva con la cipolla rossa, l'aglio, il sedano e la carota e friggi per 1-2 minuti, fino ad ammorbidire il tutto. Incorpora la paprika e il timo e cuoci per un altro minuto.

Sciacquare le lenticchie in un setaccio a maglia fine e aggiungile nella padella insieme al brodo. Porta a ebollizione, quindi riduci il fuoco per 20 minuti con un coperchio sulla padella. Mescola ogni 7 minuti circa, aggiungendo un po' d'acqua se il livello scende troppo. Aggiungi il cavolo e cuoci per altri 10 minuti. Quando le lenticchie sono cotte, aggiungi il prezzemolo e i pomodori. Servi con la rucola condita con il rimanente cucchiaino di olio d'oliva.

GAMBERI ARRABBIATI

Ingredienti

Gamberi crudi o cotti (meglio se gamberoni)

65 g Pasta di grano saraceno

1 cucchiaino di olio extra vergine di oliva

40 g di cipolla rossa, tritata finemente

1 spicchio d'aglio, tritato finemente

30 g di sedano, finemente tritato

1 peperoncino Birdseye, tritato finemente

1 bicchiere di vino rosso

1 cucchiaino di erbe essiccate miste

400 g Pomodori in scatola tritati

Indicazioni

Friggi la cipolla, l'aglio, il sedano e il peperoncino a fuoco medio-basso e asciugare le erbe nell'olio per 1-2 minuti. Abbassa il fuoco, quindi aggiungi il vino e cuoci per 1 minuto. Aggiungi i pomodori e lascia cuocere la salsa per 20-30 minuti a fuoco medio-basso fino a quando non avrà una bella consistenza. Se senti che la salsa diventa troppo densa, aggiungi solo un po' d'acqua.

Mentre la salsa è in cottura, porta a ebollizione una pentola d'acqua e cuoci la pasta come indicato nella confezione. Scola, mescola con l'olio d'oliva tieni in padella.

Aggiungi i gamberi crudi alla salsa e cuoci per altri 3-4 minuti fino a quando diventano rosa, quindi aggiungi il prezzemolo e servi il tutto. Se usi i gamberi cotti, aggiungi il prezzemolo e porta a ebollizione la salsa.

Aggiungi la pasta cotta al sugo e mescola bene e delicatamente

SALMONE AL FORNO CON TURMERICO

Ingredienti

Salmone

1 cucchiaino di olio extra vergine di oliva

1 cucchiaino di curcuma terrestre1/4 succo di limone

40 g di cipolla rossa tritata finemente

60 g di lenticchie verdi in scatola

1 spicchio d'aglio, tritato finemente

1 cucchiaino di peperoncino, tritato finemente

150 g di sedano

1 cucchiaino di curry

130 g di pomodori, divisi in 8 spicchi

100 ml di brodo vegetale o di pollo

Indicazioni

Riscaldare il forno a 200 gradi.

Scalda a fuoco medio-basso una padella, aggiungi olio d'oliva, quindi cipolla, aglio, zenzero, peperoncino e sedano. Friggi delicatamente per 2-3 minuti o fino a quando non si è ammorbidito, quindi aggiungi la polvere di curry e cuoci per un altro minuto.

Quindi aggiungi i pomodori, il brodo e le lenticchie e fai sobbollire delicatamente per 10 minuti. A seconda di quanto ti piace il tuo sedano croccante, aumenta o diminuisci il tempo di cottura. Nel frattempo, mescola la curcuma, l'olio e il succo di limone e strofina sul salmone. Metti su una teglia e cuoci per 8-10 minuti. Aggiungi infine il prezzemolo e il sedano.

PASTA DI SALMONE AFFUMICATA CON PEPERONCINO E RUCOLA

Per 4 persone

2 cucchiai di olio extra vergine di oliva

1 cipolla rossa, finemente tritata

2 spicchi d'aglio, finemente tritati

2 peperoncini tailandesi, finemente tagliati

150 gr di pomodori ciliegia, divisi

100 ml di vino bianco

Pasta di grano saraceno da 250 a 300 g

250 gr di salmone affumicato

succo di ½ limone

60 gr di rucola

10 gr di prezzemolo tritato

Scalda 1 cucchiaino di olio in una padella a fuoco medio. Includi la cipolla e l'aglio.

Aggiungi i pomodori e lascia cuocere per qualche minuto. Aggiungi il vino bianco.

Nel frattempo, cuoci la pasta per 8-10 minuti facendo affidamento su quanto ti piace, a quel punto del canale.

Taglia il salmone a strisce e aggiungi alla padella con i pomodori, succo di limone, rucola e prezzemolo. Aggiungi la pasta, mescola bene e servi subito. Aggiungi l'eventuale olio rimasto.

INSALATA DI PASTA DI GRANO SARACENO

SERVIZI 1

50 gr di pasta di grano saraceno

Un grosso mazzo di rucola

Un mazzetto di foglie di basilico

8 pomodori ciliegia, divisi

½ avocado, tagliato a dadini

10 olive

1 cucchiaio di olio extra vergine di oliva

20g di pinoli

Unisci delicatamente tutti gli ingredienti ad eccezione dei pinoli, amalgamando il tutto.

Alla fine, unisci i pinoli: il piatto è servito!

ZUPPA DI FUNGHI DI TOFU E SHIITAKE

Per 4 persone

10 gr di wakame essiccato

1 litro di brodo vegetale

200 gr di funghi shiitake, tagliati

120 gr di colla di miso

400 gr di tofu quadrato rm, tagliato in piccole forme solide

scalogno, tagliato da un angolo all'altro

1 stufato di fagioli tailandesi, finemente tritato (discrezionale)

Metti il wakame in acqua calda per 10 minuti.

Scalda il brodo fino al punto di ebollizione, a quel punto, compresi i funghi stufa per 1-2 minuti.

Rompi la colla di miso in una ciotola con una porzione del brodo caldo per garantire che si disintegri completamente. Aggiungi il miso e il tofu al brodo rimanente, tenendo in considerazione di non lasciare che la zuppa bolle perché ciò rovinerebbe il miso. Includi il wakame, lo scalogno e lo stufato di fagioli e servi.

PIZZA SIRT

Due pizze da 30 cm

Per la crosta

7gr di lievito secco

300 ml di acqua tiepida

200 gr di grano saraceno

200 gr di pane bianco o farina di pasta Tipo 00

1 cucchiaio di olio extra vergine di oliva

Per la salsa di pomodoro

½ cipolla rossa, 1 spicchio d'aglio finemente tritato,

1 cucchiaino di olio extra vergine di oliva

1 cucchiaino di origano essiccato

2 cucchiai di vino bianco

400 gr di pomodori

5 gr di foglie di basilico

SPUNTINI SIRT

Da 10 a 15 spuntini

120 gr di noci pecan

30 gr di cioccolato fondente (85% di cacao), suddiviso in pezzi

250gr di datteri Medjool, snocciolati

1 cucchiaio di cacao in polvere

1 cucchiaio di curcuma in polvere

1 cucchiaio di olio extra vergine di oliva

1 cucchiaino di concentrato di vaniglia

1 o 2 cucchiai di acqua

Unisci le noci pecan e il cioccolato in un frullatore e procedi fino a quando non ridurrai il tutto in una polvere fine.

Includi i vari ingredienti ad eccezione dell'acqua e mescola fino a quando la miscela non avrà una omogenea consistenza. Potrebbe essere necessario includere alla fine un bicchiere di acqua per evitare che il tutto sia appiccicoso.

Utilizzando le mani, suddivisi il composto in piccole porzioni e conserva in frigorifero 1 ora prima di mangiarle. A seconda delle tue preferenze, puoi aggiungere, per insaporire ulteriormente lo spuntino, del cocco essiccato.

RICETTE PER LA PRIMA COLAZIONE

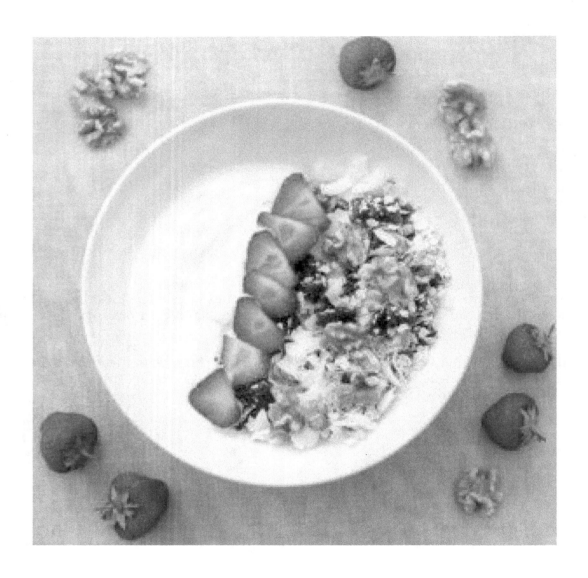

UOVA STRAPAZZATE CON FUNGHI

Ingredienti

- · 2 uova XL

- · 1 cucchiaino di aglio macinato

- · 1 cucchiaino di polvere di curry delicata

- · 20 gr di lattuga, affettata approssimativamente

- · 1 cucchiaino di olio extra vergine di oliva

- · 1 cucchiaino di peperoncino, tritato finemente

- · un paio di funghi, tritati finemente

- · 5 g di prezzemolo tritato

Direzione

- · Mescola il curry e l'aglio in polvere, quindi aggiungi solo un po' d'acqua fino a ottenere un composto uniforme.

- · Cuoci a vapore la lattuga per 2 - 3 minuti.

- · Riscalda l'olio in una padella a fuoco moderato e friggi il peperoncino e i funghi per tre minuti fino a quando non iniziano ad ammorbidirsi e rosolare.

- · Inserisci le uova e le spezie e cuoci a fuoco moderato. Alla fine, metti il prezzemolo, mescola bene e servi il tutto.

SMOOTHIE BLU HAWAII

Ingredienti

- · due cucchiai di semi di lino macinati

- · ⅛ cocco tenero (senza zucchero, biologico)

- · 3 noci

- · 1/2 tazza di yogurt magro

- · 5-6 cubetti di ghiaccio

- · un po' d'acqua

Preparazione

- · Unisci tutti gli ingredienti insieme e unisci fino a che si amalgamino.

MUFFIN DI BANANA PECAN

Ingredienti

- · 3 cucchiai di burro ammorbidito

- · 4 banane mature

- · 1 cucchiaio di miele

- · ⅛ bicchiere di succo d'arancia fresca

- · 1 cucchiaino di cannella

- · 2 tazze di pasta per tutti gli usi

- · 2 capsule

- · un paio di noci Pecan, a fette

- · 1 cucchiaio di vaniglia

Preparazione

- · Preriscalda il forno a 180 gradi.

- · Olia leggermente i lati e il fondo dello stampo per muffin, quindi spolvera con farina.

- · Unisci il succo d'arancia, il burro fuso, le uova, la vaniglia e le spezie e mescola il tutto.

- · Trita grossolanamente le noci Pecan su un tagliere.

- · Versa la pastella per 3/4 piena e cuoci in forno per circa 40 minuti, o fino a doratura e cottura.

MUFFIN DI BANANE E MIRTILLI

Ingredienti

- · 4 grandi banane mature sbucciate e schiacciate
- · 3/4 tazze di zucchero
- · 1 uovo
- · 1/2 tazza di burro di arachidi fuso (e un piccolo extra per spolverare gli interni della teglia per muffin)
- · 2 tazze di mirtilli (se sono congelati, non scongelarli. Basta inserirli nella pastella)
- · 1 cucchiaino di lievito in polvere
- · 1 cucchiaino di bicarbonato di sodio
- · 1/2 cucchiaino di sale
- · 1 tazza di pane al cocco
- · 1/2 tazza di farina
- · 1/2 tazza di salsa di mele
- · un pizzico di cannella

Preparazione

- · Aggiungi la purea di banane in una ciotola grande.
- · Aggiungi lo zucchero e l'uovo e mescola bene.
- · Aggiungi burro di arachidi e i mirtilli.
- · Setaccia insieme tutti gli ingredienti, quindi mescola leggermente.
- · Metti in 12 tazze di muffin unte.
- · Cuoci per 20-30 minuti a 180 gradi.

GRANOLA CROCCANTE

Ingredienti

- · Due tazze di yogurt

- · 1 cucchiaino di semi di lino

- · 1/4 di cucchiaino di sale kosher

- · 1/2 cucchiaino di cannella

- · 1/4 di zenzero in polvere

- · 1/2 tazza di miele

- · 2 cucchiai di zucchero di canna

- · 1/2 tazza di uva passa dorata

- · 1/2 tazza di mirtilli rossi secchi

- · 1 cucchiaio di zucchero vanigliato, metti un baccello di vaniglia in una ciotola piena di zucchero e lascialo riposare

Preparazione

1. Preriscalda il forno a 200 gradi

2. Fodera la teglia con carta forno.

3. Mescola gli ingredienti

4. Cuoci per 60 minuti, mescolando 2-3 minuti

5. Togli dal forno e lascia raffreddare.

6. Mescola la frutta secca.

8. Spolvera con zucchero.

PANCAKES AI MIRTILLI

Ingredienti

- · 1 tazza di latte

- · 2 uova di grandi dimensioni

- · 1 cucchiaio di olio vegetale

- · 1,5 cucchiaini di burro fuso (e un ulteriore pezzo di burro di arachidi da usare nella padella)

- · 1/4 di tazza di farina 00

- · 3 cucchiaini di zucchero

- · 1/2 cucchiaino di sale

- · 2 tazze di mirtilli congelati

Direzione

1. Usa una padella a fuoco moderato.

2. Separa i tuorli e i bianchi, mettendo i bianchi in una terrina media.

3. Amalgama bene con latte, burro e olio.

4. Lavorando con un frullino elettrico, frusta gli albumi fino a formare una schiuma compatta.

5. Versa il composto nella pastella

6. Quando la padella è calda, usa il burro di arachidi come antiaderente

7. Versa una pastella da 1/4 di tazza sulla padella per ogni pancake

8. Aggiungi 5-6 mirtilli per ogni pancake

9. Quando si formano le bolle all'interno della pastella, capovolgere il pancake.

10. Continua a cuocere fino a doratura, circa due minuti.

11. Mangia immediatamente.

POLPETTE ENERGETICHE

Ingredienti

- · 1 tazza di zenzero essiccato

- · 1/4 tazza di quinoa cotta con 1 tazza di succo d'arancia

- · 1/4 tazza di cocco grattugiato non zuccherato

- · 1/3 tazza di mirtilli rossi secchi

- · 1/3 di tazza di gocce di cioccolato fondente

- · 1/4 tazza di mandorle a scaglie

- · 1 cucchiaio di burro di arachidi a ridotto contenuto di grassi

Preparazione

1.   Cuoci la quinoa nel succo d'arancia. Fa bollire e cuoci a fuoco lento per circa 1-2 minuti. Lascia raffreddare.

2.   Unisci la quinoa fredda e gli altri ingredienti in una ciotola.

3.   Con le mani bagnate unisci gli ingredienti e fai delle polpette uniformi

RICETTE PER IL PRANZO

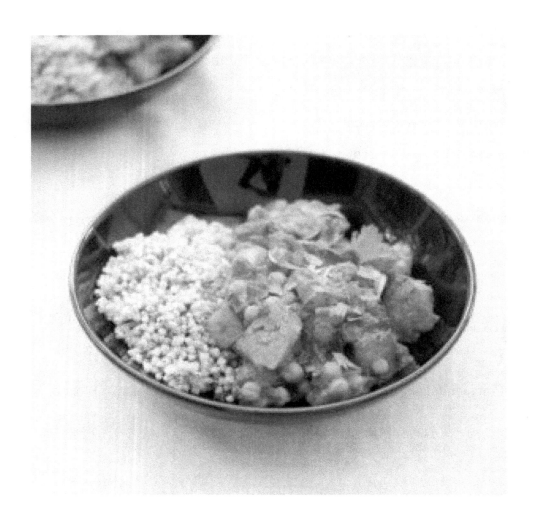

INSALATA DI NOODLE CON POLLO E ANGURIA

Ingredienti

- · noodles di riso
- · 1/2 cucchiaio di olio di sesamo
- · 2 tazze di anguria
- · lattuga
- · ½ confezione di scalogno
- · ½ confezione di coriandolo fresco
- · 2 petti di pollo senza pelle e disossati
- · 1/2 cucchiaio di spezie
- · 1 cucchiaio di olio extra vergine di oliva
- · due cucchiai di sciroppo d'acero
- · 1 cucchiaio di semi di sesamo
- · un paio di anacardi
- · 1 cucchiaio di salsa di soia a basso contenuto di sale
- · 1 cucchiaino di olio di sesamo
- · 1 cucchiaio di burro di arachidi
- · La metà di un peperoncino rosso
- · erba cipollina
- · Mezzo lime spremuto
- · 1 cucchiaino d'aglio

Preparazione

1.   In una ciotola, mettere i noodles in acqua bollente per 2 minuti.

2.   Su un grande foglio di carta forno, metti il pollo con pepe, sale e le spezie.

3.   Metti 1 cucchiaio di olio d'oliva nella padella grande

4.   Scola i noodles e versa 1 cucchiaio di olio di sesamo su un piatto da portata.

5.   Metti il 50% dei noodles nella padella, mescolando spesso fino a renderli croccanti e piacevoli.

6.   Metti la polpa dell'anguria sul piatto

7.   Taglia la lattuga a spicchi piccoli e metti nel piatto

8.   Unisci al coriandolo la salsa di soia, l'erba cipollina, il burro di arachidi e una goccia d'acqua, 1 cucchiaino di olio di sesamo e il succo di lime, quindi mescola.

9.   Cuoci il pollo e mescola con i semi di sesamo.

10.   Versare il condimento sull'insalata, quindi aggiungi i noodles croccanti con gli anacardi.

11.   Unisci i pezzi di pollo nell'insalata.

INSALATA DI POLLO AL CURRY FRUTTATO

Ingredienti

La ricetta originale è per 8 porzioni

• 4 petti di pollo senza pelle - cotti e tagliati a dadini

• 1 cucchiaino di sedano a dadini

• 4 cipolle verdi, affettate

• 2 mele Golden Delicious sbucciate e tagliati a dadini

• 1/3 di tazza di uva passa

• 1/3 di tazza di uva verde senza semi, tagliata a metà

• 1/2 tazza di noci Pecan tostate a fette

• ⅛ cucchiaino di pepe nero macinato

• 1/2 cucchiaino di curry in polvere

• ¾ tazza di maionese leggera

Istruzioni

In una grande ciotola, unisci pollo, cipolla, sedano, mela, sedano, noci Pecan, pepe e curry. Mescola il tutto.

TOFU GLASSATO AL MISO CON SESAMO, ZENZERO E PEPERONCINO

Ricetta per 1 persona

1 cucchiaio di mirin

3 cucchiaini e mezzo di pasta di miso

150 gr di tofu

40 gr di sedano, tagliato

40 gr di cipolla rossa, affettata

120 gr zucchine

1 peperoncino tailandese

2 spicchi d'aglio

1 cucchiaino di zenzero fresco, tritato finemente

50 gr di cavolo tritato

2 cucchiaini di semi di sesamo

35 gr di grano saraceno

1 cucchiaino di curcuma in polvere

1 cucchiaino di olio extra vergine di oliva

1 cucchiaino di tamari

Riscaldare il forno a 200 gradi. Rivestire una teglia sottile con la carta forno.

Mescola il mirin e il miso. Taglia il tofu in senso longitudinale, quindi taglia ogni pezzo a triangolino. Riempi il tofu con il miso e lascia marinare.

Taglia il sedano, la cipolla rossa e le zucchine. Trita finemente il peperoncino, l'aglio e lo zenzero.

Metti il tofu nella teglia, cospargilo con i semi di sesamo e arrostisci in forno per 15-20 minuti fino a quando non è stato perfettamente caramellato.

Setaccia il grano saraceno, quindi posizionalo insieme alla curcuma in una casseruola di acqua bollente. Cuoci come indicato nella confezione, quindi scola.

Scalda l'olio in una padella; aggiungi il sedano, la cipolla, le zucchine, il peperoncino, l'aglio e lo zenzero e friggi a fuoco vivo per 1 o 2 minuti, quindi riduci a fuoco medio per 3-4 minuti fino a quando le verdure sono cotte e croccanti. Se le verdure iniziano a rimanere attaccate alla padella, potrebbe essere necessario aggiungere un cucchiaio di acqua. Aggiungi il cavolo nero e cuoci per un altro minuto.

Servi con le verdure e il grano saraceno.

INSALATA DI POLLO ALLA CURCUMA E CAVOLO RICCIO CON SALSA AL MIELE E LIME

Tempo di preparazione 20 minuti

Cottura 10 minuti

Totale 30 minuti

Note: condisci l'insalata 10 minuti prima di servire. Il pollo potrebbe essere sostituito con carne di manzo tritata, gamberi a fette o del pesce. I vegetariani possono usare funghi tritati o quinoa.

Per 2 persone

Ingredienti

Per il pollo

* 1 cucchiaino di burro chiarificato o 1 cucchiaio di olio di cocco

* 1/2 cipolla, a dadini

* 250 / 300 grammi / di pollo

* 1 spicchio d'aglio grande, finemente curato

* 1 cucchiaino di curcuma in polvere

* 1 cucchiaino di scorza di lime

* succo di 1/2 lime

* 1/2 cucchiaino di sale

Per l'insalata

* 6 broccolini

* due cucchiai di semi di zucca

* 3 grandi foglie di cavolo, steli rimossi e affettati

* 1/2 avocado, tritato

* foglie di coriandolo, tritato

* un paio di foglie di prezzemolo fresco, tritate

Per il condimento

* 3 cucchiai di succo di lime

* 1 spicchio d'aglio, tagliato a dadini o grattugiato

* 3 cucchiai di olio extra vergine di oliva o di cocco

* 1 cucchiaino di miele

* 1/2 cucchiaino di senape di Digione o grano intero

* 1/2 cucchiaino di sale marino e sale

Istruzioni

1.Riscalda l'olio su una padella a fuoco medio-alto. Aggiungi la cipolla e rosola a fuoco moderato per 4 minuti, fino a quando non diventa dorata. Aggiungi il pollo e l'aglio e cuoci a fuoco lento.

2. Aggiungi la scorza e il succo di lime e il sale e cuoci mescolando con frequenza, per altri 3-4 minuti. Metti da parte.

3. Mentre il pollo sta cucinando, riscalda un po' d'acqua. Aggiungi i broccolini e cuoci per 2 minuti. Risciacqua con acqua calda e quindi taglia in 3-4 pezzi.

4. Aggiungi i semi di zucca nella padella con il pollo a fuoco moderato per due minuti, mescolando spesso per evitare che si brucino. Condisci con un po' 'di sale.

5. Infine, aggiungi al pollo cotto, i broccolini, le erbe fresche, i semi di zucca e i pezzi di avocado.

INSALATA DI SALMONE AL FORNO CON SALSA CREMOSA ALLA MENTA

Se cuoci il salmone al forno puoi rendere questa insalata davvero facile da preparare.

Per 1 persona • Pronto in 20 minuti

130 gr di filetto di salmone

40 gr di foglie di insalata mista

40 gr di spinaci

2 Ravanelli, tagliati sottili

50 gr di cetrioli tagliati a fette

2 cipollotti, tagliati e tritati

10 gr di prezzemolo, tagliato grossolanamente

Per ottenere il condimento:

1 cucchiaino di maionese light

1 cucchiaio di yogurt biologico

1 cucchiaio di aceto di riso

2 foglie di menta, tritate finemente

Sale e pepe nero macinato

1 Preriscaldare il forno a 200 gradi.

2 Posiziona il filetto di salmone su una teglia e cuoci per 16-18 minuti fino a cottura. Togli dal forno, elimina accuratamente la pelle e metti da parte.

3 In una piccola ciotola, aggiungi la maionese, lo yogurt, l'aceto di riso, le foglie di insalata mista, il sale e lascia riposare per almeno 5 minuti per amalgamare il tutto.

4 Disponi la lattuga e le foglie di insalata su un piatto da portata e copri con ravanelli, cetrioli, cipollotti e prezzemolo.

SPEZZATINO ASIATICO PROFUMATO

Per due persone

• Pronto in 15 minuti

1 cucchiaino di passata di pomodoro

1/4 cucchiaino di anice macinato)

10 gr di prezzemolo

10 gr di coriandolo

succo di 1/2 lime

500 ml di brodo di pollo

1/2 Carota, sbucciata e tagliata a bastoncini

50 gr di broccoli, tagliati

50 gr di semi di fagioli

10gr di gamberi tigre grezzi

50 gr di spaghetti di riso, cotti secondo le indicazioni sulla confezione

50 g di castagne d'acqua cinesi cotta, scolate

20 gr di zenzero sushi, affettato

1 cucchiaio di colla miso

Metti la passata di pomodoro, il prezzemolo, il coriandolo, le carote e il brodo di pollo in una padella capiente e fai bollire per circa 10 minuti.

Inserisci la lattuga, i gamberi, il tofu, i noodles e le castagne d'acqua cinesi e cuoci a fuoco lento fino a quando i gamberi sono cotti. Togli dal fuoco e mescola sulla padella insieme agli spaghetti di riso.

Cospargi il tutto con il prezzemolo e le foglie di coriandolo.

AGNELLO CON ZUCCA E DATTERI

Tempo totale 1 ora e 30 minuti

Le fantastiche spezie marocchine creano questa ricetta equilibrata perfetta per le serate durante le mezze stagioni.

Per 4 persone

Ingredienti

2 cucchiaini di olio di cocco

1 cipolla rossa, tritata

zenzero grattugiato quanto basta

3 spicchi d'aglio, schiacciati o grattugiati

1 cucchiaino di peperoncino

2 cucchiaini semi di cumino

2 cucchiaini di curcuma in polvere

1 stecca di cannella

800 gr di filetto di agnello, tagliato a pezzi di 2 cm

1/2 cucchiaino di sale

100 gr di datteri Medjool, snocciolati e affettati

400 gr di bacche tritate

500 gr di zucca, tagliata a cubetti di 1 cm

400 gr di ceci, scolati

2 cucchiaini di coriandolo fresco

Grano saraceno, cuscus, focaccia o riso per funzionare

Istruzioni

1. Preriscalda il forno a 140 ° C.

2. Versa circa 2 cucchiai di olio di cocco in una grande casseruola. Aggiungi la cipolla tritata e cuoci a fuoco lento, per circa cinque minuti, fino a quando le cipolle si ammorbidiscono.

3. Aggiungi lo zenzero grattugiato e l'aglio, il peperoncino, il cumino e la cannella. Mescola bene e cuoci per 1 minuto. Aggiungi un goccio d'acqua quando diventa troppo umido.

4. Successivamente, aggiungi l'agnello a pezzetti. Mescola bene aggiungendo le bacche tritate.

5. Porta a ebollizione per circa 1 ora e quindici minuti.

6. Qualche istante prima della conclusione della cottura, aggiungi la zucca tritata e i ceci scolati. Mescola tutto insieme, rimetti il coperchio e torna al forno fino all'ultima mezz'ora di cottura.

7. Per ultimo aggiungi il coriandolo tritato. Unisci il grano saraceno (in alternativa va bene anche il couscous o il riso basmati)

SALMONE AL FORNO ALLA CURCUMA

Per 1 persona

Ingredienti

125-150 grammi di salmone senza pelle

1 cucchiaino di olio extra vergine di cocco

1 cucchiaino di curcuma in polvere

1/4 di succo di limone

1 cucchiaino di olio extra vergine di cocco

40 gr di cipolla rossa, tritata finemente

60 gr di piselli in scatola

1 spicchio d'aglio, tritato finemente

zenzero fresco, tritato finemente

1 peperoncino, tritato finemente

150 gr di sedano, tagliato in lunghezze di 2 cm

1 cucchiaino di curry in polvere

130 gr di pomodoro, tagliato in 8 spicchi

100 ml di brodo vegetale o di pasta

1 cucchiaio di prezzemolo, tritato

Istruzioni

\# Riscalda il forno a 200 gradi.

\# Scalda una padella a fuoco moderato, quindi aggiungi l'olio d'oliva, l'aglio, la cipolla, lo zenzero e il sedano. Friggi leggermente per due-tre minuti fino a quando si ammorbidisce, è possibile aggiungere il curry in polvere e cuocere per un altro minuto.

\# Inserisci successivamente il brodo e fai sobbollire il tutto.

\# Nel frattempo, mescola l'olio d'oliva all'aglio e il succo di limone e poi aggiungi il salmone. \# Posiziona tutto sulla teglia e cuoci 8-10 minuti.

\# Per completare, aggiungi il sedano.

INSALATA SIRT DI POLLO

Per 1 persona

Ingredienti

75 gr yogurt naturale

succo di 1/4 di limone

1 cucchiaino di coriandolo, affettato

1 cucchiaino Curcuma in polvere

1/2 cucchiaino di curry scurito

100 gr pollo cotto, tagliato a pezzetti

6 noci, tritate finemente

1 dattero Medjool, tritato finemente

20 gr di zucca rossa, a dadini

1 peperoncino tailandese

40 grammi di rucola

Preparazione

Mescola il limone, le spezie e il coriandolo in una ciotola. Aggiungi tutti gli altri ingredienti e servi su un letto di rucola.

PATATE AL FORNO CON STUFATO DI CECI PICCANTE

Per 4 persone

Ingredienti

6 patate di medie dimensioni

4 sedani

2 cucchiaini di olio di cocco

2 cipolle rosse, tritate finemente

4 spicchi d'aglio, schiacciati o grattugiati

zenzero, grattugiato

1/2 -2 cucchiaini di peperoncino (a seconda di quanto ti piaccia il piccante)

2 cucchiai di semi di cumino

2 cucchiaini di curcuma

2 lattine da 400 gr di pomodori pelati

2 cucchiai di cacao amaro in polvere

2 Lattine da 400 g di ceci inclusa l'acqua dei ceci (non eliminarla)

2 peperoni gialli, tagliati a pezzi

2 cucchiai di prezzemolo

Sale e pepe in moderata quantità

Preparazione

1. Preriscalda il forno a 200 gradi.

2. Metti le patate al forno, cuoci per circa 1 ora.

3. Metti l'olio di cocco e la cipolla rossa affettata in una grande casseruola larga e cuoci leggermente, con il coperchio, per cinque minuti fino a quando le cipolle sono tenere ma non dorate.

4. Rimuovi il coperchio, quindi aggiungi lo zenzero, l'aglio, il cumino e cuoci a fuoco lento. Cuoci per un altro minuto a fuoco molto basso, quindi aggiungi l'aglio e un po' d'acqua.

5. Aggiungi il cacao in polvere, ceci (compresa l'acqua di ceci) e sale. Lascia bollire, quindi cuoci a fuoco molto basso per 4-5 minuti prima che la salsa sia densa e untuosa (ma non lasciare che si bruci).

6. Infine, mescola i due cucchiai di prezzemolo, più un po' di pepe e sale se lo si desidera.

GRANO SARACENO CON CIPOLLE ROSSE E CAVOLO RICCIO

Per 4 persone

Delizioso e genuino, questo piatto è veloce e semplice da preparare ed è privo di glutine.

Ingredienti

1 cucchiaio di olio di cocco

1 cipolla rossa piccola, tritata

3 spicchi d'aglio, schiacciati o grattugiati

scorza di limone grattugiata

1 peperoncino tailandese, senza semi e tritato finemente

2 cucchiaini di curcuma

2 cucchiaini di Garam Masala

160 gr di lenticchie rosse

400 ml di latte di cocco

200 ml di acqua

100 gr di cavolo (o lattuga come alternativa)

160 gr di grano saraceno (o riso integrale)

Preparazione

1. Metti l'olio di cocco in una casseruola grande e profonda, quindi aggiungi la cipolla tritata. Cuoci a fuoco molto basso, con il coperchio per cinque minuti fino a quando non si ammorbidisce.

2. Inserisci lo zenzero, l'aglio e il peperoncino per 1 minuto.

3. Inserire il Garam Masala e un goccio d'acqua, quindi cuoci per 1 minuto.

4. Inserire il latte di cocco e 200 ml di acqua.

5. Mescola tutto insieme accuratamente e quindi cuoci per 20 minuti a fuoco leggero con il coperchio. Mescola di tanto in tanto e aggiungendo un po' d'acqua.

6. Successivamente, aggiungi tutti gli altri ingredienti cuocendo per ulteriori 5 minuti.

7. Infine metti il grano saraceno in una casseruola media, quindi aggiungi molta acqua calda fino a ebollizione e poi cuoci per 10 minuti. Scola il grano saraceno con un setaccio.

BISTECCA SIRT

Ingredienti

5 gr di prezzemolo tritato finemente

50 gr di lattuga tritata

1 cucchiaio di olio extra vergine di cocco

50 gr di cipolla rossa, tagliata a cerchi

1 spicchio d'aglio, tritato finemente

150 gr di manzo spessa almeno 3,5 cm

40 ml di vino rosso

1 cucchiaino Passata di pomodoro

1 cucchiaino di farina di mais, sciolto in 1 cucchiaio di acqua

Preparazione

Friggi la cipolla con 1 cucchiaino di olio a fuoco moderato per 5 minuti. Aggiungi l'aglio.

Scalda una padella resistente al forno a fuoco vivo. Posa la carne di manzo con 1/2 cucchiaino di olio e quindi friggere dalla padella a temperatura moderatamente alta per massimo 2 minuti per lato.

Aggiungi il vino nella padella sino a ebollizione (deve crearsi un liquido concentrata).

Aggiungi la passata di pomodoro e porta ad ebollizione, aggiungi la pasta di farina di mais per addensare la salsa. Mescola il tutto e servi con la lattuga.

RICETTE PER LA CENA

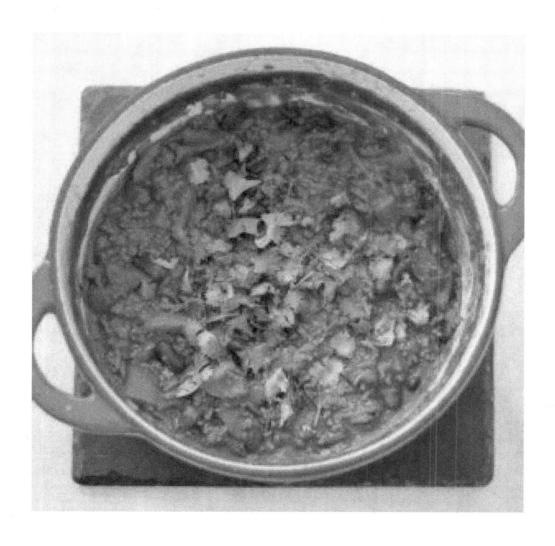

NOODLE DI POLLO SIRT SALTATI IN PADELLA

Ingredienti

  1 confezione di Noodle

  · 1 cucchiaio di olio di semi di girasole

  · 750 gr di cosce di pollo, disossate

  · 250 gr di peperoni misti tritati surgelati

  · Zucchina, sbucciata e tritata

  · 1 dado di brodo di pollo

  · 250 gr di tuorli d'uovo

  · 4 spicchi d'aglio, tritati finemente

  · 1/2 cucchiaino di peperoncini tritati

  · 4 cucchiai di salsa di soia

  · 2 cucchiaini di zucchero semolato

  · 1 lime

Preparazione

1.   Scalda l'olio in una padella a fuoco medio-basso. Friggi il pollo per 10 minuti.

2.   Riscalda il wok a temperatura elevata, aggiungi i peperoni e le zucchine a fette; cuocere a fuoco lento per 5 minuti. Nel frattempo, porta a ebollizione una scodella d'acqua, quindi aggiungi il dado e i noodles. Cuoci a fuoco lento per 45 minuti fino a cottura, quindi scola bene.

3.   Inserisci l'aglio e i peperoncini tritati nel wok; cuoci a fuoco lento per due minuti. In una ciotola, mescola lo zucchero di soia e il succo di lime con la sua scorza.

4.   Taglia il pollo a pezzi e mescolalo con i noodles. Servi con spicchi di lime insieme al peperoncino.

BISTECCA CAJUN SIRT

ingredienti

- · 1 cucchiaio di olio vegetale

- · 1 gambo di sedano, tritato finemente

- · 3 carote grandi, tagliate a rondelle

- · 250 gr di peperoni misti tritati

- · 4 cipollotti, tritati, parti verdi e bianche divise

- · 500 gr di carne di manzo magro

- · 1 cucchiaino di passata di pomodoro

- · 2 confezioni da 250 g di riso a grani lunghi precotto

Preparazione

1.   Scalda l'olio in una padella grande e poco profonda a fuoco moderato. Aggiungi le carote, il sedano, i peperoni. Cuoci per 10 minuti prima che la verdura inizi a ammorbidirsi. Aggiungi la carne: se prediligi una cottura al sangue, cuoci per massimo 2 minuti per lato.

2.   Aggiungi il riso con 4 cucchiai di acqua naturale. Mescolare completamente. Scaldare fino a quando il riso è caldo. Spargi la cipolla prima di servire.

PATATE DOLCI SIRT AL CURRY

Ingredienti

- · 1/2 cipolla, tagliata grossolanamente

- · 3 spicchi d'aglio, tagliati grossolanamente

- · 25 gr di zenzero affettato, tritato e sbucciato

- · 15 gr di gambi di coriandolo fresco e foglie tagliate a fettine

- · due cucchiai e 1/2 di polvere di curry tikka

- · confezione da 60 g di anacardi

- · 1 cucchiaio di olio d'oliva

- · 500 g di patate dolci, sbucciate e tagliate

- · 400 ml di latte di cocco

- · 1/2 dado di brodo vegetale

- · 200 gr di riso coltivatore a chicco lungo

- · 300 gr di fagiolini surgelati

- · 150 gr di lattuga

- · 1 limone, 1/2 spremuto, 1/2 tagliato a spicchi

Preparazione

1.   Metti la cipolla, lo zenzero, l'aglio, i gambi di coriandolo, la polvere di curry tikka e la metà degli anacardi in un robot da cucina. Inserire 2 cucchiai di acqua.

2.   In una padella grande, scalda l'olio a fuoco moderato. Aggiungi le patate dolci, mescola, quindi versa il latte di cocco e il brodo. Porta a ebollizione e fai bollire per 25-35 minuti prima che le patate dolci siano tenere.

120

3.   Nel frattempo, prepara il riso, tostando i rimanenti anacardi in una padella asciutta.

4.   Mescola i fagiolini nel curry e cuoci a fuoco lento per due minuti. Inserisci la lattuga, lasciando cuocere a fuoco lento per un minuto. Aggiungi il succo di limone, a piacere, e le foglie di coriandolo.

PENNE AL POMODORO CON RAGU DI FEGATO DI POLLO SIRT

Ingredienti

- · 2 cucchiai di olio d'oliva

- · 1 cipolla tritata finemente

- · 2 carote

- · 4 spicchi d'aglio, tritati finemente

- · zenzero fresco

- · 380 gr di fegati di pollo, tritati finemente

- · 400 gr di bacche

- · 1 dado di brodo di pollo

- · 1/2 cucchiaino di zucchero semolato

- · 300 gr di penne

- · 1/4 limone spremuto

Preparazione

1.   Scalda 1 cucchiaio di olio in una padella capiente a fuoco medio-basso. Friggi la cipolla e le carote per 10 minuti, mescolando periodicamente. Mescola lo zenzero e l'aglio e cuoci per altri 2 minuti. Trasferisci in una ciotola e metti da parte.

2.   Gira la padella a fuoco alto e quindi aggiungi l'olio. Aggiungi i fegatini di pollo e cuoci a fuoco lento per 5 minuti fino a quando diventano dorati. Versa il mix di cipolle nella padella, quindi aggiungi il brodo. Condisci, porta ad ebollizione, quindi fai sobbollire per 20 minuti fino a quando si riduce e si addensa, e anche il fegato viene cotto. Nel frattempo, cuoci la pasta.

3.   Assaggia il ragù e una volta pronto aggiungi un po' di succo di limone. Una volta ultimato, amalgama il tutto con la pasta e il piatto è servito!

AGNELLO ALLA MENTA E INSALATA DI COUSCOUS

Ingredienti

- · 75 gr di couscous

- · 1/2 dado di brodo di pollo, composto da 125 ml

- · Confezione da 30 gr di prezzemolo rinfrescante a foglia piatta, affettato

- · 3 rametti di menta, foglie raccolte e affettate

- · 1 cucchiaio di olio d'oliva

- · 200 gr di carne d'agnello

- · 200 g di bacche di lattuga a fette

- · 1 cipollotto, affettato

- · pizzico di cumino macinato

- · 1/2 limone, scorza e spremuta

- · 50 gr di formaggio a ridotto contenuto di grassi

Preparazione

1.   Metti il couscous in una ciotola resistente al calore. Copri e metti da parte per 10 minuti.

2.   Nel frattempo, strofina un po' d'olio nelle bistecche di agnello e condisci. Cuoci a fiamma lenta per 4 minuti. Taglia a dadini.

3.   Mescola i cipollotti nel couscous con l'olio, il cumino, il succo e la scorza di limone. Unisci il tutto al couscous e all'agnello a dadini.

HAMBURGER SIRT DI CAROTE, ZUCCHINE E HALLOUMI

Per 4 persone

Ingredienti

- · 1 carota grande, grattugiata
- · 1 zucchina grande, grattugiata
- · 2 uova
- · 225 gr di halloumi, grattugiato
- · 2 cipollotti, tritati finemente
- · 90 gr di pangrattato
- · 1 cucchiaio di cumino macinato
- · 1 cucchiaio di coriandolo in polvere
- · 1/2 cucchiaino di sale
- · 2 cucchiai
- · Due cucchiai di farina
- · 4 panini per hamburger tagliati a metà
- · 50 gr di foglie di spinaci
- · 1 pomodoro grosso, affettato
- · 1 piccola cipolla rossa, tritata
- · 1/2 ananas, sbucciato
- · tzatziki

Preparazione

1.   In una grande ciotola aggiungi la carota, l'halloumi, la cipolla, il pangrattato, il cumino, il coriandolo, le uova, il sale e la farina. Mescola bene.

3.   Dividi il composto omogeneo in 4 porzioni e poi forma delle polpette. Scalda una padella a fuoco moderato. Cuoci gli hamburger per 5 minuti per lato fino a doratura e cottura.

4.   Metti i panini per hamburger nella griglia o nella padella fino a quando diventano leggermente tostati. Metti le foglie di lattuga, un pezzo di pomodoro, l'ananas e un cucchiaio di tzatziki nel panino assieme all'hamburger

POLLO MESSICANO SIRT

Ingredienti

- · Due petti di pollo grandi (circa 400 g)

- · 2 peperoni rossi tritati finemente

- · 1 cucchiaio di olio d'oliva

- · 3/4 cucchiaini di peperoncino in polvere delicato

- · 1 cucchiaino di cumino macinato 1/2 cucchiaino

- · 3/4 cucchiaini di paprika affumicata

- · 80 gr di mozzarella grattugiata

- · 8 tortillas

- · 65 gr di formaggio cheddar maturo, grattugiato

- · 10 gr di coriandolo fresco, affettato grossolanamente

La salsa

- · 1 cucchiaio di olio d'oliva

- · 1/2 cipolla, tritata finemente

- · 2 cucchiaini di chiodi di garofano, schiacciati

- · 500 gr di passata di pomodoro

- · 1 cucchiaio di pasta di peperoncino chipotle

- · 400 gr di fagioli neri

- · 1/2 lime, spremuto

Istruzioni

1.   Preriscalda il forno a 180 gradi. Metti il pollo in una padella assieme ai peperoni, l'olio d'oliva, il peperoncino in polvere, il cumino e la paprika. Arrostire per 25-30 minuti prima che il pollo sia cotto e tenero.

2.   Scalda l'olio in una casseruola a fuoco basso e cuoci l'aglio e la cipolla per 10 minuti. Aggiungi il peperoncino; aumenta moderatamente la fiamma, porta a ebollizione e cuoci per altri 10 minuti, mescolando periodicamente.

3.   Versare il composto con il pollo in ogni tortilla, arrotola e quindi metti il tutto nel piatto. Versare la salsa rimanente sulla parte superiore e quindi spargi il cheddar e la mozzarella. Cuoci in forno per 20-25 minuti fino a quando il formaggio si è sciolto e ha iniziato a brunire.

VERDURE VEG SIRT

Per 4 persone

Ingredienti

- · 750 gr di patate, tritate e grattugiate

- · 2 cucchiai di olio d'oliva

- · 100 gr di pancetta striata, affettata grossolanamente

- · 2 cipolle rosse, tritate finemente

- · 300 gr di carote, pelate e tagliate a dadini

- · 2 zucchine a dadini

- · 2 spicchi d'aglio, schiacciati

- · 4 uova

- · 5 gr di prezzemolo rinfrescante a foglia piatta, affettato

- · 1 peperoncino rosso, tritato (opzionale)

- · 340 gr di cavolo rosso

Preparazione

1. Preriscalda il forno a 200 gradi. Cuoci le patate a fuoco lento per 20 / 30 minuti.

2. Scalda 1 cucchiaio di olio in una padella grande a fuoco vivace e friggi la pancetta per 5 minuti fino a quando non diventa croccante. Aggiungi le carote, le cipolle, le zucchine, le cipolle e l'aglio cuocendo il tutto per 5 minuti. Trasferisci il tutto nel forno e cuoci per 25-30 minuti prima che la verdura sia tenera e dorata.

3. Nel frattempo, riscalda l'olio in una padella a fuoco medio-alto e friggi le uova 2-3 minuti o fino a cottura a tuo piacimento.

4. Aggiungi il cavolo e il prezzemolo e il piatto è servito.

RISO SIRT CON PANCETTA E UOVA

Per 4 persone

Ingredienti

- · 350 gr di riso a grani lunghi, ben risciacquato

- · 2 cucchiai di olio d'oliva

- · 100 gr di pancetta striata, a dadini

- · due peperoni, tritati finemente

- · 2 cipolle rosse, tritate finemente

- · 200 gr di carote, pelate e grattugiate grossolanamente

- · 2 spicchi d'aglio, schiacciati

- · Zenzero a fette di 5 cm, pelato e grattugiato

- · 1 peperoncino rosso, tritato finemente (opzionale)

- · 2 uova

- · 2 cucchiaini di salsa di soia

Preparazione

· Cuoci il riso in una grande ciotola di acqua calda per 10 minuti fino a quando non è abbastanza tenero. Scola, sciacqua con acqua calda e metti da parte.

· Scalda 1 cucchiaio di olio in una padella a fuoco alto e friggere la pancetta per 5 minuti fino a quando diventa dorata e croccante. Togli dalla padella usando un cucchiaio forato e metterlo da parte. Aggiungi 1 cucchiaio di olio e friggi i peperoni per 10 minuti. Aggiungi le carote, le cipolle, lo zenzero, l'aglio e il peperoncino e friggi a temperatura moderatamente alta per altri 5 minuti.

· Aggiungi il riso e la pancetta e cuoci a fuoco lento per 5 minuti, mescolando spesso. Sbatti le uova con un cucchiaio di legno, quindi mescola tutto il riso. Cuoci per 2 minuti, quindi aggiungi la salsa di soia.

RISOTTO AI GAMBERI SIRT SUPER VELOCE

Per 4 persone

Ingredienti

Cipolla a cubetti 100g

2 confezioni da 250 g di riso integrale e quinoa

200 gr di piselli

150 gr di gamberoni

85 gr di crescione Tote

Preparazione

Riscalda 1 cucchiaio di olio di cocco in una padella a fuoco medio-alto e quindi metti 100 gr di cipolla a cubetti cuocendo per 5 minuti. Aggiungi 2 confezioni da 250 g di riso integrale e quinoa insieme a brodo vegetale caldo da 175 ml (o acqua naturale), insieme 200 g di piselli. Cuoci per 3 minuti, mescolando di tanto in tanto. Aggiungi 150 grammi di gamberoni cuocendo il tutto per 12 minuti. Togliere dal fuoco. Trita 85 gr di crescione e mescola il tutto. A piacere puoi aggiungere del pepe e...il piatto è servito!

DESSERT SIRT

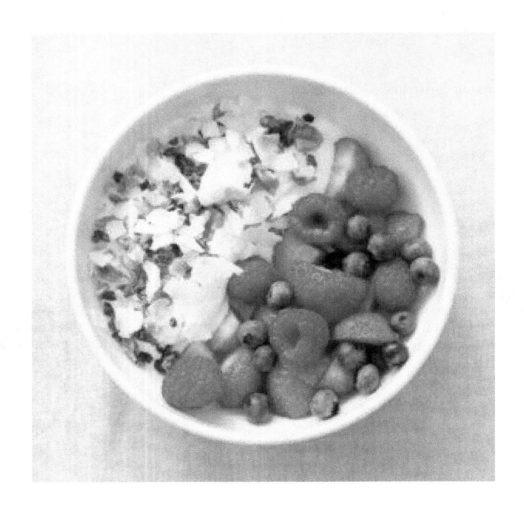

SIRT MUESLI

Ingredienti

15 gr di scaglie di cocco o cocco essiccato

40 gr di datteri Medjool, snocciolati e tritati

15 gr di noci tritate

10 gr di punte di cacao

100 gr di fragole, sbucciate e tritate

100 gr di yogurt greco semplice (o vegano, come yogurt di soia o cocco)

Preparazione

Mescolare tutti gli ingredienti in un frullatore per 1 minuto e gustati questo meraviglioso dessert!

FIOCCHI DI NEVE SIRT

Ingredienti

- · Sfoglie di Wonton

- · olio di semi

- · Cioccolato fondente 85% minimo di cacao

Preparazione

1. Tagliare le sfoglie Wonton

2. Aggiungi in una padella l'olio, l'olio di semi e friggi la sfoglia Wonton fino a quando diventa dorata.

3. Scola su un tovagliolo di carta e aggiungi le scaglie di cioccolato fondente.

GELATO ALLA BANANA SIRT

Per 3 persone

Ingredienti

- · 3 banane abbastanza mature - sbucciate
- · un paio di gocce di cioccolato
- · due cucchiai di latte scremato

Preparazione

1.   Metti tutti gli ingredienti in un robot da cucina e mescola fino a ottenere una crema uniforme.

2.   Congela nel freezer per qualche ora.

IL PIANO ALIMENTARE DEI 21 GIORNI

PERDI FINO A 10 KG IN 3 SETTIMANE

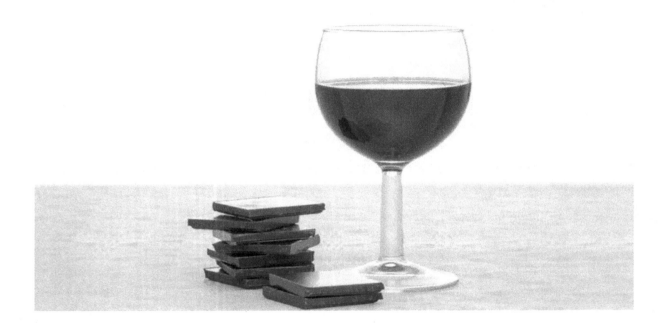

Giorno 1

Colazione:

Uova strapazzate con farina d'avena

Merenda: 1 banana e burro di arachidi zero grassi

Pranzo:

Insalata di pollo con mandorle e anacardi con un cucchiaino di olio e succo di limone

Spuntino: 1 cetriolo con 2 cucchiai di hummus

Cena:

Gamberetti, pomodori, insalata coriandolo, zucchine e spinaci

Giorno 2

Colazione:

Muffin di uova

Merenda: 1 mela e un cucchiaino di semi di zucca

Pranzo:

Gamberetti con latte di cocco, pomodori e coriandolo oppure risotto al pesto di zucchine, piselli e spinaci

Merenda: Bastoncini di sedano con guacamole

Cena:

Insalata di tacos oppure riso con salsa di avocado al lime e coriandolo

3 ° giorno

Colazione:

Uova strapazzata al tofu di formaggio

Merenda: Bastoncini di sedano con burro di arachidi e uvetta

Pranzo:

Riso alle verdure

Merenda: Arancia e un uovo sodo

Cena:

Tacchino con zuppa di cavolfiore

4 ° giorno

Colazione:

Frullato di fregole oppure di mirtilli

Merenda: 2 cetrioli con hummus

Pranzo:

Insalata con tonno e avocado oppure un panino con pesto di tofu

Merenda: mela con cannella e mandorle

Cena:

Tacchino con zuppa di fagioli

5 ° giorno

Colazione:

Pancakes proteici

Merenda: Pera e 4 pistacchi

Pranzo:

Insalata di mandorle con avocado

Merenda: 1 mela

Cena:

Noodle con gamberi e avocado

6 ° giorno

Colazione:

Pancake vegano

Merenda: 1 banana con burro di arachidi

Pranzo:

noodles di zucchine al pesto di avocado

Merenda: carote e guacamole

Cena:

Zuppa di fagioli

7 ° giorno

Colazione:

Cereali e smoothie alla fragola

Merenda: Pera e mandorle

Pranzo:

Riso al curry con petto di pollo

Merenda: Tortillas di mais con guacamole

Cena:

Pollo all'arancia con insalata

8 ° giorno

Colazione:

Banana al cioccolato fondente, min. 85% di cacao

Merenda: 1 frutto a scelta

Pranzo:

Tacchino e insalata di pomodori

Merenda: 1 avocado

Cena:

Bistecca con pomodorini ciliegia e 1 bicchiere di vino rosso

9 ° giorno

Colazione:

1 uovo sodo e 1 bicchiere di succo di mirtilli.

Merenda: 1 mela con 3 noci

Pranzo:

Salmone grigliato con salsa di mango

Merenda: 1 frutto a scelta

Cena:

Hamburger di manzo accompagnato ai funghi

10 ° giorno

Colazione:

Pancakes proteici

Merenda: 5 anacardi

Pranzo:

Salmone alla griglia con insalata

Merenda: 1 frutto a scelta

Cena:

Petto di tacchino alla griglia con crema di fagioli

11 ° giorno

Colazione:

Frullato di banane e mele

Merenda: 5 pistacchi

Pranzo:

Insalata Waldorf di pollo all'avocado

Merenda: 1 frutto a scelta

Cena:

1 trancio di salmone alla griglia con salsa di soia e avocado

12 ° giorno

Colazione: frullato di banana e cioccolato fondente

Merenda: 1 frutto a scelta

Pranzo: Riso con salmone e avocado

Merenda: Carotine e hummus

Cena: Gamberi e asparagi saltati in padella oppure tofu agrodolce

13 ° giorno

Colazione: Toast di prosciutto cotto e formaggio a basso contenuto di grassi

Merenda: 1 uovo sodo

Pranzo: Insalata di avocado e gamberi

Merenda: 1 frutto a scelta

Cena: Pizza Sirt con 1 bicchiere di vino rosso

14 ° giorno

Colazione: 2 uova strapazzate

Merenda: 2 cetrioli e hummus

Pranzo: Merluzzo con erbe e aglio

Merenda: 1 frutto a scelta

Cena: Bistecca di manzo con insalata di pomodorini ciliegia

15 ° giorno

Colazione: 1 frullato alla fragola con scaglie di cioccolato fondente

Merenda: Datteri secchi e snocciolati con burro di arachidi

Pranzo: Strisce di pollo agli agrumi con insalata di spinaci

Merenda: 1 uovo sodo

Cena: Zuppa di pomodoro e basilico

16 ° giorno

Colazione: 1 uovo sodo

Merenda: 1 frutto a scelta

Pranzo: Noodles con salmone e spezie

Merenda: 5 noci

Cena: 2 petti di pollo con insalata di pomodori e cetrioli

17 ° giorno

Colazione: Pancake proteici

Merenda: 2 datteri

Pranzo: Insalata di pollo

Merenda: 1 mela

Cena: Bistecca ai ferri con insalata di fagiolini accompagnati da 1 bicchiere di vino rosso

18 ° giorno

Colazione: insalata di frutta fresca privilegiando le fragole e i mirtilli

Spuntino: 5 pistacchi

Pranzo: Insalata greca con quinoa

Spuntino: 1 mela

Cena: 1 trancio di salmone alla griglia

19 ° giorno

Colazione: frullato di fragole e banane

Spuntino: 4 mandorle

Pranzo: noodle ai gamberi con peperoncino tailandese

Spuntino: 1 mela

Cena: Noodles con pollo e zenzero

20° giorno

Colazione: Muffin proteici all'avena di banana

Merenda: 1 frutto a scelta

Pranzo: zuppa di zucca al curry

Merenda: 5 anacardi

Cena: 1 bistecca alla grigia con broccoli e cavolfiore

21 ° giorno

Colazione: 2 uova strapazzate

Merenda: 1 frutto a scelta

Pranzo: 1 trancio di tonno con insalata di pomodori

Merenda: 2 datteri

Cena: 2 petti di pollo alla griglia accompagnati da un'insalata di broccoli

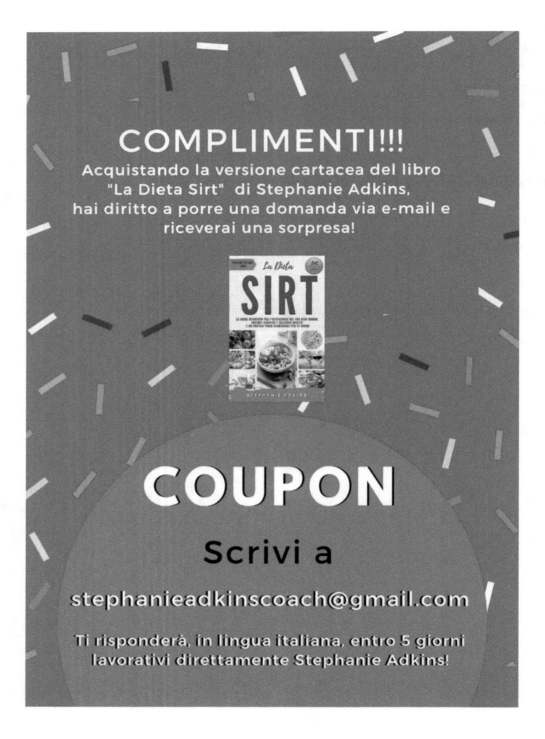

CONCLUSIONI

Il programma alimentare Sirt è uno strumento utilissimo per condurre una vita in modo sano ed energico. Tantissime persone alle quali ho fatto consulenza, hanno letteralmente trasformato le loro vite raggiungendo un equilibrio psico-fisico da tempo dimenticato.

Come tutti i regimi alimentari, all'inizio è inevitabile fare dei sacrifici.

E' arrivato il momento di rivelarti il regalo a te riservato per ringraziarti dell'acquisto di questa preziosa guida.

Avrai la possibilità, dopo aver letto attentamente il libro, di rivolgermi qualsiasi domanda inerente il benessere fisico, l'alimentazione e lo stare bene nella mente e nel corpo; e io sarò ben lieta di risponderti alla seguente e-mail:

stephanieadkinscoach@gmail.com

Come hai letto nella mia biografia sono americana, ma non ti preoccupare se non conosci l'inglese: puoi scrivere serenamente in italiano e io, tramite il mio team di traduttori, ti risponderò in italiano!

Si, hai capito proprio bene!!! E spero apprezzerai quest'opportunità che ti sto concedendo.

E inoltre, per incentivarti a scrivermi, ti omaggerò, in risposta alla tua e-mail, con un utile regalo.

Ricordati però che l'ultimo parere deve essere quello del tuo medico di fiducia.

Cosa stai ancora aspettando?

Voglio che anche tu riesca a prendere in mano le redini della tua salute!

Un carissimo augurio,

Stephanie

CPSIA information can be obtained
at www.ICGtesting.com
Printed in the USA
LVHW101503271220
674905LV00041B/601